DE

L'ÉQUITATION

CONSIDÉRÉE AU POINT DE VUE

PHYSIOLOGIQUE, HYGIÉNIQUE ET THÉRAPEUTIQUE

PAR

LE DOCTEUR R. CHASSAIGNE.

PARIS

J.-B. BAILLIÈRE ET FILS

LIBRAIRES DE L'ACADÉMIE IMPÉRIALE DE MÉDECINE

19, rue Hautefeuille, près du boulevard St-Germain.

1870

DE L'ÉQUITATION

CONSIDÉRÉE AU POINT DE VUE

PHYSIOLOGIQUE, HYGIÉNIQUE ET THÉRAPEUTIQUE

DE

L'ÉQUITATION

CONSIDÉRÉE AU POINT DE VUE

PHYSIOLOGIQUE, HYGIÉNIQUE ET THÉRAPEUTIQUE

PAR

LE DOCTEUR R. CHASSAIGNE.

PARIS

J.-B. BAILLIÈRE ET FILS

LIBRAIRES DE L'ACADÉMIE IMPÉRIALE DE MÉDECINE

19, rue Hautefeuille, près le boulev. St-Germain.

1870

[illegible]

[illegible]
[illegible]
[illegible]

[illegible]

CHAPITRE PREMIER.

Le mouvement est l'expression de la vie.

En effet, de quelque côté que nous portions nos regards, nous voyons la terre graviter autour du soleil, entraînant après elle son satellite, le soleil lui-même transporté dans l'espace, tous les astres enfin dont est semé ce vaste champ qu'on nomme l'éther, obéissant a un double mouvement de rotation sur eux-mêmes et de translation dans l'espace.

Le son, la lumière et la chaleur ne sont-ils pas le résultat d'une série de vibrations? L'électricité et le magnétisme ne supposent-ils pas encore le mouvement?

Dans un autre ordre d'idées, la plante qui végète, le zoophite qui bourgeonne, ne sont-ils pas encore des transformations du mouvement? Et même en pénétrant l'organisme, la physiologie nous montre que toutes les fonctions ne sont en résumé que des mouvements : la circulation du sang, les phénomènes de respiration, les vibrations du cylinder axis dans la fibre nerveuse, la contraction musculaire, etc., sont autant de variétés du mouvement.

Il ressort de là que le mouvement est essentiel à la vie de chaque être, et cela seul ne se meut pas qui est la matière; aussi, ce qui a cessé de se mouvoir redevient-il matière. En effet, le règne minéral tout entier est privé de mouvement qui lui soit propre, qu'il ne reçoive pas d'une influence étrangère; la plante où la séve ne circule plus, l'animal chez qui le cœur a cessé de battre, tout cela ce n'est que matière, l'inertie étant la qualité de la matière.

Le mouvement est le signal de la vie chez tout ce qui n'est pas la matière. Ouvrons la Genèse, et nous voyons sortir du chaos la terre, la lumière, les plantes, les animaux et l'homme enfin; là où était l'inertie il n'y avait rien que la matière, par le mouvement s'explique tout le mystère de la création. Autour de nous, la plante qui germe a pris son brevet de vie, l'homme existe du jour où son cœur a battu pour la première fois dans les enveloppes de l'œuf.

Le mouvement est la loi universelle, la condition d'existence de tout ce qui vit, et là où le mouvement cesse c'est l'anéantissement, c'est la mort.

La vie chez l'homme est donc la conséquence du mouvement, et ce mouvement est exprimé chez lui, comme je l'ai dit, par les fonctions physiologiques.

De l'harmonie de ces fonctions résulte la santé. Si l'une d'elles vient à être altérée, c'est la maladie; si elle cesse tout à fait, c'est la mort. Mais s'il nous est donné d'accroître dans une sage mesure un état physiologique insuffisant, ou de réveiller une fonction qui se ralentit, nous éloignerons souvent un état pathologique qui ne serait que le résultat du trouble des fonctions physiologiques. C'est là le secret de deux sciences, l'hygiène et la thérapeutique.

Or les anciens peuples qui ignoraient les ressources de l'art et les richesses que renferme la terre, trouvaient cependant le moyen de se préserver des maladies et d'en arrêter les progrès lorsqu'ils étaient atteints : ils se faisaient une constitution qui les mettait à l'abri des infirmités, et cette force dont ils étaient si fiers, ils la devaient tout entière à leur éducation et à l'exercice musculaire qui en faisait la base; tandis que nous, avec nos drogues, nous ne faisons que des malingres. Ils avaient si bien compris l'importance de l'exercice, que de bonne heure ils lui tracèrent des règles, lui dictèrent des préceptes et lui consacrèrent des écoles.

On eut alors des gymnases où non-seulement la jeunesse, mais encore les hommes d'un âge mûr, venaient s'exercer aux travaux du corps et de l'esprit. L'exercice ainsi réglé prit le nom de gymnastique (1) et fut en honneur dans toute l'antiquité. Ne devons-nous pas tirer profit de l'enseignement des anciens, et dire avec eux que les meilleurs médecins sont ceux que nous portons toujours avec nous? Ils entendaient par là nos bras et nos jambes qui nous conseillent l'exercice.

CHAPITRE II.

HISTOIRE DE LA GYMNASTIQUE MÉDICALE.

L'homme jeté nu sur cette terre, dut lutter tout d'abord contre le besoin et la misère ; il dut faire face à tous les ennemis qui assiégent sans cesse notre infirmité, la faim, la soif, l'inclémence des climats; il dut, dans ces temps primitifs, avec des armes insuffisantes, terrasser les animaux qu'il rencontrait, pour se nourrir de leur chair et se couvrir de leur peau; il dut être toujours en garde contre les fauves qui l'entouraient, et repousser leurs attaques incessantes. C'est cette activité de tous les instants, cet exercice commandé par la nécessité, qu'on peut regarder comme la première gymnastique.

Quand, plus tard, les hommes disséminés sur la terre, songèrent à se réunir en sociétés, quand ils s'arrêtèrent définitivement dans une vallée, où ils firent reposer les cendres de leurs pères, et qu'ils eurent à se défendre contre les aggressions de leurs voisins, des législateurs vinrent,

(1) De γυμνος, nu, parce que les anciens se mettaient nus pour se livrer à ces sortes d'exercices. Quelques auteurs ont proposé, dans ces derniers temps, de remplacer le mot gymnastique par celui de somascétique (σωμασκεω, j'exerce le corps), qui rend bien mieux l'idée des exercices auxquels nous nous livrons aujourd'hui; mais l'usage a prévalu.

qui, persuadés que dans un exercice soutenu ils trouve-
raient le secret de la force, firent de la gymnastique la
base essentielle de l'éducation nationale. C'est ainsi que
Lycurgue fit des Spartiates les premiers soldats du monde ;
c'est ainsi que les Romains de l'ancienne Rome parvenaient
à passer le Tibre à la nage avec soixante livres environ sur
leurs épaules.

Enfin, quand la civilisation eut envahi ces robustes peu-
plades dont nous ne pouvons nous lasser d'admirer la force
physique et les faits extraordinaires, et avec elle le cortége
de toutes les maladies et de toutes les infirmités, c'est encore à la gymnastique qu'on vint demander secours contre
ces ennemis de notre faiblesse.

Asclépias (ΑΣΚΛΗΠΙΑΣ), Esculape (Æsculapius chez les
Latins), est le premier qui, chez les Grecs, semble avoir fait
usage de la gymnastique pour guérir les maladies ; ce n'est
pas là son moindre titre de gloire, et douze cents temples
élevés à sa mémoire témoignent de la reconnaissance des
peuples. L'enchanteresse Médée, si vantée par les uns, si
injuriée par les autres, probablement parce qu'elle était
bien supérieure en lumières à son siècle, a obtenu des exercices gymnastiques des résultats qui tiennent de la magie :

« Medea hominibus juventutem restituisse, et in robus-
« tiorem eos ætatem retraxisse fingitur, proptereaque
« eam venificam fuisse aiunt. At non est ita : fuit femina
« prudens, quæ exercitationibus gymnasticis molles et effe-
« minatos, otioque corruptos ad integram sanitatem tra-
« duxit, etc. » (Plemp.)

Hérodicus de Selivrée, contemporain et maître d'Hippocrate, vint ensuite, qui, atteint d'une maladie de consomption, retira les meilleurs effets des exercices en général, et
de l'exercice du cheval en particulier, et finit même par
refaire sa constitution jusque-là très-faible. Enthousiasmé
des résultats par lui obtenus, il fit de la gymnastique une
science nouvelle qu'il appliqua à la thérapeutique et à
l'hygiène, et à laquelle il dicta des règles. Il peut donc être
à bon droit considéré comme l'inventeur et le promoteur

de la gymnastique médicale. Hippocrate lui reproche d'avoir fait périr un grand nombre de ses malades, par un usage excessif et intempestif de ces moyens *(fébricitantes, interficiebat, circuitibus, cursibus, luctis, multis fomentis)*. Alors le père de la médecine s'appliqua à rechercher dans quels cas et dans quelle mesure on devait s'en servir.

Enfin, Galien, Dioclès, Praxagore, Erasistrate, Philotime, Hérophile, Théon, Diotime, etc., ont vanté la gymnastique appliquée à la médecine. Cornélius Celsus, Avicenna, Oribase (1) dans l'antiquité, Mercuriali en 1675, Francisce Fuller en 1728, M. le chevalier Tissol en 1780 nous parlent des ressources qu'elle peut offrir à l'hygiène et à la thérapeutique.

Mais déjà du temps où Oribase recommandait aux Romains de la décadence les exercices gymnastiques pour retremper leurs forces épuisées par la mollesse et la débauche, la voix des hommes sensés n'était plus écoutée, et la gymnastique était abandonnée aux valets du Cirque et aux gladiateurs, pour le plus grand amusement d'une foule affamée et altérée de sang, demandant à grands cris *panem et circenses*. Qu'on était loin de ces temps où l'adresse et la force trouvaient leurs récompenses dans les jeux Olympiques, où les poëtes célébraient dans leurs odes les héros vainqueurs à la lutte et au pugilat, où les rois eux-mêmes tenaient à honneur de l'emporter dans la course de chars. L'émulation fit naître ces athlètes et ces héros dont les exploits nous étonnent aujourd'hui, et qui ont fait donner à leur époque le nom de temps héroïques.

Puis les Barbares envahissent l'empire romain, la civilisation fait un pas en arrière ; au jeu sanglant des gladiateurs succèdent les représailles plus sanglantes encore de Rome saccagée ; il ne reste plus rien des anciennes institutions, les cirques tombent en ruines, et la gymnastique militaire seule est mise en usage dans les armées, bien différente encore de ce qu'elle était primitivement ; la gym-

(1) Oribase, *OEuvres complètes*, trad. Daremberg et Bussemaker. Paris, 1851-62.

nastique médicale, elle, tombe dans le discrédit le plus complet ; à peine si de loin en loin, pendant des siècles, une voix timide se fait entendre pour parler en sa faveur : Mercuriali, Francisce Fuller, Tissot, Sydenham, ne peuvent triompher de l'indifférence de leurs contemporains. De tous les exercices d'autrefois, le moyen âge ne conserve guère que les exercices militaires ; il fait naître les tournois et le jeu de paume, aujourd'hui à peu près disparus ; la Renaissance nous apporte l'escrime, qui enfante le duel, tel qu'il est réglé de nos jours, pratique barbare que chacun réprouve et que condamnent les lois. Enfin, c'est au colonel Amoros qu'il faut rapporter l'honneur d'avoir fait revivre en France (1818) le goût de la gymnastique, en apportant de grandes modifications à celle d'autrefois, en la mettant en rapport avec nos mœurs et nos besoins, et en vulgarisant cet art nouveau. Alors on vit surgir de tous côtés des gymnases, des manéges, etc., et la médecine reconquit de ce jour un auxiliaire puissant de la thérapeutique et de l'hygiène, qui lui avait échappé pendant si longtemps. L'Allemagne nous avait précédé d'un demi-siècle environ dans cette voie.

Aujourd'hui personne ne conteste plus les magnifiques résultats obtenus par la gymnastique au point de vue de l'hygiène et de la thérapeutique, les médecins n'hésitent plus à la conseiller à leurs malades, et l'hygiène la prescrit appropriée à tous les âges de la vie ; mais il est une série d'exercices gymnastiques sur lesquels la médecine n'a pas suffisamment insisté, suivant moi, ce sont les exercices du cheval, ceux qui font partie de cette branche importante de la gymnastique que nous appelons l'équitation.

Pénétré des réels avantages qu'on en peut retirer dans le traitement des maladies et la conservation de la santé, je me propose d'étudier dans ce travail les causes qui l'ont fait rejeter jusqu'à présent de la thérapeutique, son effet sur l'homme à l'état sain, son effet sur l'homme à l'état de maladie, et enfin, d'indiquer, autant qu'il est en mon pouvoir, les moyens de parer aux inconvénients qu'on lui reproche.

CHAPITRE III.

DE L'ÉQUITATION ET DES CAUSES QUI L'ONT FAIT REJETER DE LA THÉRAPEUTIQUE.

L'histoire de l'équitation, considérée au point de vue de la médecine, est liée intimement à celle de la gymnastique médicale, aussi ne l'en avons-nous point séparée, nous réservant de traiter dans ce chapitre des parties qui lui sont plus spéciales.

Mais avant d'entreprendre l'étude des exercices équestres, disons un mot des exercices en général. Ils ont été divisés en actifs, passifs et mixtes.

Dans les premiers, notre corps est le seul agent du mouvement. Ainsi, la marche, la course, le saut, tous les mouvements des membres thoraciques et abdominaux, etc., sont des exercices actifs.

Dans les exercices passifs, le mouvement nous est transmis tout entier par un autre corps; ainsi, dans la promenade en voiture, etc.

Les exercices mixtes tiennent à la fois des uns et des autres, et bien que le mouvement nous soit communiqué par un corps étranger, un certain nombre de nos parties entrent d'elles-mêmes en action. C'est à cet ordre d'exercices qu'appartient l'équitation.

S'il faut en croire les historiens, Bellérophon, fils de Glaucus, serait, dans la Grèce, le premier qui trouva le secret de dompter un cheval et de s'en servir : *Equitationis primum inventorem Bellerophontem extitisse auctor est Plinius* (Mercuriali, *De arte gymnastica*, lib. III).

Mais, alors, ce n'était pas chose facile que de mener un cheval. Qu'on se le figure fougueux et indompté, monté sans bride et sans selle ; il fallait lutter de force avec lui : on conçoit que, dans ces conditions, la médecine ne pouvait s'en servir pour le mettre entre les mains d'hommes affaiblis par la maladie. Quand, plus tard, l'expérience des devanciers et la domesticité à laquelle fut réduit le cheval eurent triomphé de ces premières difficultés, Asclépiade, Iccus, Hérolicus, purent conseiller cet exercice et en obtenir de bons résultats ; ce dernier érigea cette méthode en système et employa l'équitation dans le traitement des maladies avec toute l'exagération que donne la passion. Plus prudent que lui, Hippocrate restreignit son usage à un nombre de cas limité, dans lesquels elle ne pouvait être nuisible. La connaissance de quelques-uns des effets funestes de l'équitation chez les Scythes avait fait naître dans son esprit certaines préventions contre cet exercice. Les auteurs anciens nous montrent ces hommes toujours à cheval, prenant une nourriture souvent insuffisante, c'est-à-dire dépensant beaucoup et réparant peu ; aussi en trouve-t-on beaucoup qui, au lieu de cette forte constitution que donne en général la vie active, sont maigres et sans vigueur ; on nous les dépeint avec une chair de poisson, les organes génitaux atrophiés, impropres à reproduire. C'est à l'abus de l'exercice qu'il faut s'en prendre, et non à l'exercice lui-même. Les hordes de Huns qui vinrent à la suite d'Attila, présentèrent les mêmes particularités ; enfin, plus tard, Brown aussi constata chez les mamelucks les désordres que pouvait produire l'exercice immodéré du cheval.

Néanmoins, après Hippocrate, les médecins de l'antiquité continuèrent à se servir du cheval pour le traitement des maladies, jusqu'à ce que l'équitation en vint à subir le sort de la gymnastique.

Au moyen âge, où la force brutale était toute-puissante, où les esprits n'étaient accessibles qu'à la superstition, où il fallait frapper l'imagination, la médecine, pour conserver son prestige, s'empara de la magie, de l'astrologie, en un mot, de toutes les sciences occultes ; elle repoussa bien loin les moyens simples et naïfs que le premier venu pouvait apprécier comme le plus savant des docteurs, elle consulta les astres et tira des horoscopes. Alors les médecins devinrent les confidents des rois, et on les consulta pour les affaires de l'État ; les vrais savants, ceux dont la science s'honore encore aujourd'hui, étaient sacrifiés à d'indignes favoris, et leur voix n'était pas écoutée.

Quand plus tard, les progrès de la science eurent désillé les yeux, on flétrit ces imposteurs, on les traita de magiciens et de mystificateurs, et peu s'en fallut qu'on ne les brûlât comme hérétiques, ainsi qu'on avait fait des sorciers. Ce fut le tour du charlatanisme et de l'empirisme, qui ne purent accepter non plus l'équitation. Molière tua le premier, le second s'est perpétué jusqu'à nos jours, mais la réaction qui se prépare et s'opère depuis un certain nombre d'années, va le faire disparaître à son tour, pour lui substituer la médecine de la saine raison, c'est-à-dire celle qui s'éclaire du diagnostic, pour aller rechercher le mal jusque dans sa racine, et le combattre dans son essence. Aussi, je crois que ce travail trouvera sa justification dans les tendances actuelles.

Maintenant que nous avons étudié par quelles phases avait passé l'équitation dans les siècles précédents, voyons ce qu'elle est aujourd'hui, et quelles objections lui sont faites encore : nous en examinerons la valeur.

L'usage des étriers nous vient des Arabes : ce fut une importante modification dans l'art de monter à cheval, que celle qui permit d'adoucir, par ce moyen, les violentes secousses qu'imprime au cavalier le trot du cheval. De ce moment, l'équitation fit un grand pas, mais la médecine n'en sut ou n'en voulut pas faire son profit. Déjà les Romains avaient trouvé le secret de contenir avec un mors les fougueux coursiers de la Gaule : les vers d'Horace, lorsqu'il déplore l'éducation qu'on donne aux jeunes gens de son temps, nous l'attestent au moins :

Nescit equo rudis
Hærere ingeniosus puer,
Gallica nec lupatis
Temperet ora frenis.

Depuis, de grandes améliorations ont été apportées au

harnais du cheval, il ne laisse plus rien à désirer ni sous le rapport de l'élégance, ni sous celui de la commodité ; les importations, les croisements nous ont donné des races de chevaux excellentes pour la selle ; des écuyers remarquables, et entre tous citons Baucher, nous ont laissé des préceptes d'équitation qui nous permettent de plier à tous nos caprices le plus noble animal de la création, nous n'avons plus de prétextes pour l'éviter. Servons-nous-en, l'hygiène y trouvera son compte, la thérapeutique en tirera parti.

C'est ici que se dressent de GRAVES et SÉRIEUSES objections : qu'on veuille bien me suivre un instant, et on se convaincra aisément, que celui qui ne monte pas à cheval, alors qu'il est dans la position de le faire, se prive bénévolement d'un exercice non moins utile qu'il est agréable.

Un des accidents qu'on attribue le plus fréquemment à l'équitation est la production des hernies. Il est vrai que la pression presque continuelle que supportent les intestins de la part du diaphragme et des muscles de la paroi abdominale, augmentée des secousses incessantes qu'imprime le cheval à la masse des viscères contenus dans l'abdomen, refoule la membrane qui ferme les anneaux, et exerce sur elle des tiraillements perpétuels, qui ont pour effet de la relâcher. Je ne conteste pas que ce fait suffise pour déterminer le passage de l'intestin au dehors de la cavité abdominale, mais je ferai remarquer qu'il ne s'observe guère que chez des individus d'une constitution molle et sans énergie, dont tous les tissus sont dans un état d'atonie et de relâchement général; il appartient réellement à la classe des hernies de faîblesse. Ce sont précisément ceux-là qui ont besoin de pratiquer l'équitation, pour retremper tout leur être, et une semblable considération ne devra pas arrêter le médecin dans l'emploi de cet exercice salutaire, car il n'ignore point les accidents qui peuvent survenir, et peut être averti du danger assez à temps pour prévenir le mal. Il n'aura rien de pareil à redouter de ceux qui présentent un tempérament robuste. Lorsque des douleurs dans la région inguinale feront pressentir une pointe de hernie, on fera cesser momentanément l'exercice du cheval, et on pourra appliquer une ceinture avec pelote au niveau des anneaux, ou bien celle que recommande spécialement le docteur Londe dans ces sortes de cas : elle doit être large, embrassant l'hypogastre en avant, latéralement les hanches, et postérieurement les lombes ; celle-ci, d'ailleurs, est fort utile en toutes circonstances, et surtout quand on pratique l'équitation, car elle soutient l'hypogastre et appuie les lombes.

Quant à ce qui est de l'obésité, ce n'est pas une conséquence de l'exercice du cheval, mais bien plutôt de l'inaction et du genre de vie inhérents à la condition de certaines personnes chez qui l'équitation ne vient que faire diversion à des habitudes sédentaires. L'effet contraire a plutôt lieu chez les gens qui usent activement du cheval. Je ne prétends pas, cependant, que l'équitation ne puisse pas contribuer à faire engraisser, en stimulant les fonctions digestives, mais nous verrons dans un autre chapitre comment l'hygiène doit régler les exercices d'après la connaissance que nous avons de leurs effets.

Signalons ici un accident que provoque l'exercice du cheval chez un grand nombre de cavaliers de nos régiments : ce sont les crachements de sang, des hémoptysies, quelquefois assez abondantes, qui surviennent le plus souvent après une longue course au trot et sans étriers ; accident qu'on n'observe jamais dans une équitation bien comprise, en dehors d'un état pathologique de l'appareil respiratoire : c'est assez dire la valeur de cet argument.

Beaucoup de personnes accusent encore l'équitation de favoriser le flux hémorrhoïdal et l'apparition des tumeurs qui lui donnent lieu ; quand cela serait, ce ne serait encore pas une raison suffisante pour se priver de cet exercice bienfaisant, à moins que les tumeurs ne fussent trop volumineuses ; mais Larrey affirme que les cavaliers ne sont pas plus exposés à ces sortes d'inconvénients que les autres hommes, et il a même vu, dans quelques cas, l'équitation les guérir. D'autre part, ceux qui en étaient affectés et que j'ai interrogés, m'ont assuré que le cheval n'avait modifié en aucune façon l'état de ces tumeurs. La vie sédentaire exerce peut-être une influence plus fàcheuse ; et s'il était vrai que par l'équitation on pût amener un flux hémorrhoïdal, nous verrons en thérapeutique quel parti on en pourrait tirer.

J'ai dit, à propos des Scythes, ce qu'il fallait penser de l'accusation portée contre elle, de conduire à l'impuissance. On cite encore l'exemple de Charles XII, qui passa une partie de sa vie à cheval, et chez qui on trouva après sa mort une atrophie des testicules. Il faut admettre autrement, que ce qui est de nature à activer les fonctions physiologiques, à donner la force et la tonicité à nos tissus, à accroître, en un mot, les phénomènes de vitalité, conduit à l'impuissance ! Notre plume se refusera toujours à signer une pareille inconséquence ; d'ailleurs, la physiologie nous éclairera sur la nature des phénomènes d'innervation que peut modifier l'équitation.

Une opinion fort accréditée, et qu'il sera, je crois, très-difficile de détruire, est celle qui met sur le compte de l'équitation les hypertrophies de la prostrate qu'on observe chez certains cavaliers. Pour moi, je ne me ferai pas juge de cette question, je ne citerai que l'avis de M. le docteur Mallez, qui est bien plutôt porté à considérer ces tumeurs comme survenant par les effets de l'àge, ou d'une maladie antérieure des voies génito-urinaires. D'ailleurs, cette affection ne se rencontre guère que chez des personnes assez avancées en àge, et tout aussi bien chez celles qui n'ont jamais été à cheval, que chez celles qui ont pratiqué cet exercice : il n'est donc point surprenant qu'on l'observe chez ces dernières.

Nous ne saurions admettre non plus, comme quelques personnes le pensent, que l'équitation développe les varices des jambes pas plus que le varicocèle, en dehors de toute prédisposition. Peut-être se peut-il faire que lorsque la disposition variqueuse existe déjà, l'exercice du cheval, comme tous ceux qui activent la circulation dans les veines, contribue à augmenter les varices, mais en tous cas, il ne saurait les produire.

Je m'arrêterai là dans l'énumération des griefs que la médecine peut avoir contre l'équitation, parce que d'habitude, les objections qu'elle soulève sont dictées, bien plutôt par d'injustes préventions, et l'ignorance absolue des effets du cheval, que par une observation attentive de faits réels, et ne sauraient avoir aucune valeur. D'ailleurs, je suis convaincu que la plupart des accidents qu'on lui impute doivent être rapportés au manque de précautions et à la maladresse des cavaliers. Il est toutefois des cas où l'exercice du cheval est formellement contre-indiqué, ces cas, nous les résumerons dans un autre chapitre. Enfin, je ne saurais laisser passer l'occasion sans m'élever contre cette pratique mise en usage dans certains manéges, de faire trotter, pendant une longue heure, les malheureux débutants, sur un cheval souvent dur et déplaçant, avec une selle mauvaise, et sans étriers ; je ne disconviens pas que cet exercice soit très-utile au point de vue de l'assiette, mais il peut être nuisible à la santé, et en tous cas, il a généralement pour effet de dégoûter les élèves dès le début, de retarder leurs progrès, et même souvent de leur faire prendre en aversion et abandonner cet art. Je préférerais qu'on attendît pour employer cette méthode qu'ils eussent plus d'habitude du cheval, et surtout plus de confiance dans leurs moyens, je voudrais qu'on ne continuât pas la gymnastique désespérée qu'elle occasionne plus d'un quart d'heure ou d'une demi-heure, en souffrant des intervalles de repos avec les étriers entre chaque reprise. Par ce moyen on obtiendrait des écuyers aussi solides, et on rebuterait moins les commençants.

CHAPITRE IV.

DES MOUVEMENTS. — DU CHEVAL. — MÉCANISME DE L'ÉQUITATION.

Pour procéder avec ordre, nous devons commencer par étudier les agents du mouvement dans l'équitation et le mécanisme de leur action. Or, nous avons rangé l'équitation parmi les exercices mixtes, c'est-à-dire qu'il y a là deux forces mises en usage : la force communicante, qui est le cheval, et la force agissante, qui est le cavalier ; nous étudierons donc successivement ces deux forces.

Le cheval, a dit Buffon, est la plus noble conquête que l'homme ait faite.... « Il est docile autant que courageux, il sait réprimer ses mouvements. Non-seulement il fléchit sous la main de celui qui le guide, mais il semble consulter ses désirs, et obéissant toujours aux impressions qu'il en reçoit, il se précipite, se modère ou s'arrête, et n'agit que pour y satisfaire. »

Tous les mouvements du cheval, qui ont pour but la progression, et ce sont eux qui doivent surtout nous occuper, peuvent se ramener à trois types principaux, qui sont dits allures naturelles : ce sont le pas, le trot et le galop ; les autres, tels que le pas relevé, le pas espagnol, l'amble, le petit galop, ou galop de chasse, le galop forcé, le galop de course, le traquenard, etc., ne sont que le résultat de l'éducation ou des mauvaises habitudes qu'il a contractées.

Le PAS est une allure marchée, attendu que le cheval est toujours soutenu sans quitter le sol ; on y peut distinguer quatre temps : au premier temps, le cheval porté en avant, pose la droite antérieure, le poser de la gauche postérieure qui suit immédiatement après, à un très-court intervalle, constitue le deuxième temps ; le troisième correspond au poser de la jambe gauche antérieure, et le quatrième à celui de la droite postérieure ; mais au moment où la droite

postérieure va toucher le sol, la droite antérieure le quitte
et la postérieure va se poser sur l'empreinte de l'antérieure
ou la dépasse même chez certains animaux ; il en résulte
un moment où un bipède latéral est soulevé de terre, et le
cheval ne repose plus que sur l'autre bipède latéral ; comme
d'autre part nous avons établi que le deuxième temps sui-
vait de très-près le premier, et que le pied postérieur gauche se trouvait à terre en même temps, ou peu s'en faut,
que l'antérieur droit, le cheval est soutenu alors par un bipède diagonal. Conséquemment, à cette allure, l'animal est
porté tantôt par un bipède diagonal, tantôt par un bipède
latéral.

Le TROT est une allure diagonale et sautée. Examinons,
en effet, le cheval qui vient de s'élancer : il est un moment
où, par le fait de la vitesse acquise, il peut se tenir comme
suspendu en l'air, ses quatre pieds ayant quitté la terre,
puis il retombe sur le pied antérieur droit en même temps
que le postérieur gauche vient toucher le sol, pour donner
une nouvelle impulsion qui fera tomber la masse du corps
sur le pied gauche antérieur et continuer le mouvement
par le droit postérieur, on ne compte ainsi que deux temps
dans le trot.

Le GALOP est une succession de sauts. Le cheval commence par soulever l'avant-main, mais les pieds antérieurs
ne quittent pas le sol tous deux en même temps. Supposons
le cheval parti de la jambe droite, la gauche la suit immédiatement, et il n'est plus porté que par les deux membres
postérieurs qui, ployés comme un arc, se détendent tout
d'un coup et font ressort : le corps est porté en avant, les
quatre pieds ont quitté le sol, mais le choc est reçu par le
bipède antérieur, et amorti par le poser des pieds ; en effet,
le gauche, qui est parti le dernier, se pose le premier, et le
droit vient ensuite, un peu plus en avant, appuyer le gauche et diviser le choc ; pendant ce temps, le bipède postérieur est ramené en avant, jusqu'au-dessous du centre de
gravité, près du bipède antérieur, le pied droit un peu en
avant du gauche ; il arrive donc un moment où les quatre

pieds touchent le sol. Toutefois, il faut remarquer que les membres postérieurs, de même que les membres antérieurs, ne quittent pas le sol simultanément, et, dans ce mouvement, le pied droit part un peu avant le gauche et arrive aussi un peu avant, mais la différence, pour ce bipède, au moins, est presque insensible, aussi peut-on n'en pas tenir compte et considérer le galop comme se faisant en trois temps : au premier, le pied gauche antérieur touche le sol ; le second marque l'instant où le droit antérieur arrive à son tour ; au troisième correspond le poser du bipède postérieur. Ces trois temps sont tellement saisissables que la musique en marque la mesure, chacun les a dans l'oreille, et les poëtes eux-mêmes les imitent dans la facture de leurs vers :

QUADRUPEDANTE PUTREM SONITU QUATIT UNGULA CAMPUM.

Il est bien entendu que, si au lieu de partir du pied droit, le cheval part du pied gauche, les mêmes mouvements ont lieu, mais dans l'ordre inverse.

Les chevaux d'AMBLE (*ambularii*, chevaux d'amble ou de promenade) méritent une mention spéciale, à cause du parti que la thérapeutique en peut tirer. Leur allure est de celles qui sont dites artificielles, elle consiste à partir du pied droit antérieur, je suppose, et à le faire suivre du droit postérieur, de sorte que le corps est soutenu tout entier par le bipède latéral gauche, et quand le bipède droit vient toucher terre, c'est sur lui que repose le corps, le gauche alors se porte en avant ; ainsi cette allure se décompose en deux temps, elle est très-douce, parce qu'elle est peu détachée de terre, assez rapide, et le cheval semble glisser plutôt qu'il ne saute. Thiroux l'a comparée à celle d'un homme qui marcherait appuyé sur deux cannes.

Il s'en faut de beaucoup que tous les chevaux possèdent les mêmes aptitudes : tandis que les uns excellent à tirer de lourds fardeaux, ou à entraîner rapidement des voitures légères, d'autres préfèrent porter un cavalier, et cette dif-

férence de travail modifie singulièrement les allures, aussi
un bon cheval de voiture ne fera-t-il en général qu'un
mauvais cheval de selle, et celui-ci, s'il reçoit une autre
destination, ne s'habituera-t-il que difficilement à son nouveau métier. On conçoit en effet que l'allure puisse être
modifiée par l'habitude qu'a le cheval de tirer ou de porter.

L'influence des races sur les aptitudes n'est pas moindre
que celle de l'éducation ; ainsi nous voyons le cheval arabe
si fier, si courageux, lorsqu'il porte son maître, triste, abattu
et sans énergie à l'attelage; il semble honteux du joug qu'on
lui a imposé. Le percheron paraît lourd et massif à la selle;
il n'a plus ces formes vigoureuses ni la puissante allure qui
font sa beauté à la voiture. Il est d'autres races au contraire
qui se plient également bien à l'un et à l'autre service,
l'éducation seule développe les aptitudes chez elles. Cependant, on pourra dire d'une manière générale que l'animal
qui aura les reins courts, le garrot proéminent, la hanche
longue et la queue plantée haut, le ventre modérément
développé, les flancs courts sans être trop larges, l'encolure
puissante, la tête haute, ce qui lui donne l'air noble et dé-
gage l'avant main, les cuisses et les épaules fortement mus-
clées, les genoux et les jarrets osseux, les canons minces,
les pieds légers, etc., pourra faire un bon cheval de selle ;
car là surtout la régularité des mouvements dépend de
l'équilibre et de l'harmonie des formes. Cependant on rencontre parfois de ces chevaux mal faits, mal construits, qui
sont capables de faire un excellent service.

Enfin, pour terminer cette étude, disons un mot des races
qui nous fournissent nos chevaux de selle. La race limou-
sine était celle qui autrefois nous donnait les chevaux les
plus recherchés, mais aujourd'hui elle est presque épuisée
et ne compte plus qu'un très-petit nombre de représentants ;
elle s'est fondue avec d'autres. L'importation en France de
la race anglaise et de la race arabe nous a donné deux genres
de chevaux bien précieux pour la selle, quoique ayant des
actions bien différentes. Nous avons encore le cheval
tarbe fort apprécié à cause de ses nombreuses qualités,

beauté, fond, vitesse , etc. Mais il est une race qui pour moi prime toutes les autres, c'est celle des chevaux irlandais, appelés aussi doubles-poneys. Elle possède plus qu'aucune autre toutes les qualités qu'on peut désirer d'un bon cheval : elle est rapide et résiste à la fatigue; elle n'a pas la susceptibilité de l'anglais, ni l'impatience de l'arabe ; elle est courageuse et se laisse modérer ; et ce que j'apprécie encore en elle, c'est la régularité de son allure et le ressort de ses muscles, qui font supporter au cavalier les plus longues courses presque sans fatigue. Il est malheureusement à regretter que le prix trop élevé de ces animaux les rende si rares, au moins dans notre pays. Enfin, à côté de ces chevaux de sang, on trouve un grand nombre de métis, d'animaux chez lesquels il serait difficile de reconnaître la prédominance de telle ou telle race, mais qui n'en font pas moins, souvent, de fort beaux et fort bons serviteurs, qui, s'ils n'ont pas toute l'énergie du pur sang, n'ont pas aussi ses défauts et ses vices.

Les mouvements communiqués par le cheval au cavalier varient selon les allures, et aussi suivant les animaux et la nature du terrain sur lequel ils se meuvent.

Au pas, l'homme suit presque exactement les mouvements du cheval et est à peine déplacé, mais au trot il n'en est plus ainsi : on se rappelle que nous avons défini le trot une allure sautée, conséquemment, quand le cheval s'élance d'un bipède diagonal il imprime au cavalier une impulsion qui sera arrêtée brusquement lorsqu'il retombera sur l'autre bipède ; c'est cet arrêt brusque qui constitue le choc, sorte de contre-coup, que nous éprouvons tous sur un cheval au trot, quelque doux qu'il soit, et qui se répète à chaque temps du trot. La direction du mouvement qui nous est communiqué est la résultante de plusieurs forces : 1° « il est démontré physiquement, que de deux corps qui cheminent l'un sur l'autre, celui qui occupe la partie supérieure a toujours de la propension à dépasser la ligne perpendiculaire en avant. L.-C. Pellier » ; 2° la progression du cheval qui a lieu en avant nous entraîne et nous sollicite dans le même sens ; 3° le choc est reçu par la base de sustentation alors que la pesanteur, par l'effet de la vitesse acquise, agit toujours sur les parties supérieures du corps, et leur fait continuer le mouvement en avant ; 4° dans l'action de sauter, le cheval soulève notre corps un peu en haut en même temps qu'en avant, et la pesanteur qui le fait retomber, tandis que le cheval marque le deuxième temps, augmente encore la dureté de la réaction. La résultante de toutes ces forces combinées sollicite le cavalier en avant, suivant une courbe à concavité inférieure.

Au galop, le mouvement est beaucoup plus simple, il se réduit presque uniquement à une série d'oscillations d'avant en arrière et d'arrière en avant, correspondant aux mouvements d'élévation et d'abaissement du cheval.

Les autres allures qu'on peut faire prendre à l'animal, ou les défenses qu'il peut faire, déterminent une foule de mouvements spéciaux dans les détails desquels nous ne pouvons pas entrer.

Tous les chevaux ne communiquent pas absolument le même mouvement, et les différences qu'on observe sont tout à fait individuelles ; cependant, comme nous l'avons établi déjà, certaines races sont plus particulièrement propres au service de la selle : ainsi tandis que le limousin et l'arabe ont en général une allure agréable et fort peu déplaçante, le percheron fait plus sauter qu'il ne porte en avant, et pour nous servir d'une expression usitée en pareil cas, *il fait piler du poivre* ; l'anglais qui possède des qualités incontestables comme cheval de selle, a souvent les réactions dures, et il a nécessité l'adoption d'une méthode spéciale d'équitation.

Enfin, la nature du terrain n'est pas sans influence sur le mouvement communiqué : le pavé ou un sol dur rendent tout le choc, tandis qu'un terrain plus mou et élastique l'amortit sensiblement ; un terrain lourd détermine de la part du cheval des efforts plus considérables qui le fatiguent promptement, lui et son cavalier.

Maintenant que nous avons étudié le cheval, ses allures

et les causes qui pouvaient les modifier, que nous connaissons, en un mot, le mouvement communiqué, voyons la part active que nous prenons dans l'équitation, et tout d'abord essayons de placer notre cavalier.

« Le mettant d'aplomb sur ses fesses, je lui ferai chercher son centre de gravité, au moyen du relâchement de sa colonne vertébrale, de manière à rendre l'action des bras et celle des jambes indépendantes du corps, enfin à faire en sorte que le corps de l'homme et celui du cheval ne fassent qu'un. Je lui ferai tourner les cuisses en dedans, en relâchant les articulations jusqu'à ce qu'elles soient sur leur plat ; assurer les genoux sans trop les serrer, ce qui pourrait les faire remonter ; je lui indiquerai qu'en pliant les jarrets il devra chercher à sentir le ventre du cheval avec le dedans des gras de jambes, ce qui s'appelle l'envelopper. Après lui avoir fait effacer les épaules de manière qu'elles tombent d'aplomb sur les hanches, la poitrine bien ouverte, je lui place la main gauche fermée à la hauteur du pli du bras, les ongles tournés en face de l'estomac, le petit doigt aussi près du corps que le pouce qui sera allongé sur les rênes sans les serrer ; la main à peu près à égale distance du corps et du garrot du cheval ; le coude légèrement détaché, et devant participer aux mouvements de la main, en raison de son éloignement du corps.... L'autre (droite) est placée entre la main gauche et le corps, à peu près à égale distance et à même hauteur (son emploi varie, elle sert d'habitude à tenir la rêne de bridon et la cravache). L'élève doit avoir la tête haute et le corps libre, ayant attention à chercher à voir loin devant lui le chemin que doit parcourir le cheval.» (L.-C. Pellier. *Essai élémentaire sur l'art de l'équitation.*)

A l'état de repos, lorsque le cheval reste immobile, le cavalier n'a pas à exécuter de mouvements qui soient propres à l'équitation et qui doivent être étudiés ici, mais quand sa monture vient à s'ébranler, c'est alors que commence son rôle actif. Les impulsions qu'il reçoit ont pour effet de le déplacer et de déranger son centre de gravité ; il intervient pour parer à ces déplacements et se maintenir en équilibre ou le reprendre s'il a été détruit. Deux forces concourent à ce but, ce sont la pesanteur bien dirigée et la contraction musculaire.

Le centre de gravité qui n'est en somme que le point d'application de la résultante des actions de la pesanteur, s'il tombe d'aplomb sur sa selle, et suivant la verticale, contribue puissamment à maintenir l'assiette, mais c'est lui aussi, qui, s'il est fortement déplacé, entraînera le reste du corps et exagérera l'effet du mouvement communiqué. Les nombreuses expériences qui ont été faites en vue d'établir quelle est sa situation chez l'homme à cheval, n'ont rien donné de bien positif : cependant L.-C. Pellier croit pouvoir l'indiquer au point de contact de la colonne vertébrale de l'homme avec celle du cheval; il fait toutefois remarquer qu'il peut varier avec les diverses conformations de chevaux, et les différentes confections de selles.

Ce sont les muscles qui sont les agents du mouvement chez l'homme comme chez les animaux.

Un muscle est constitué par la réunion d'une certaine quantité de fibres. Toutes ces fibres ne sont pas complétement indépendantes les unes des autres ; elles sont contenues par une gaîne cellulo-fibreuse ou aponévrose d'enveloppe, qui isole le muscle des parties voisines ; des prolongements de même nature partent de la face interne de cette aponévrose et divisent le muscle en un certain nombre de faisceaux qui ont une indépendance relative vis-à-vis les uns des autres. La fibre musculaire s'insère par ses deux extrémités, non pas directement, mais toujours par l'intermédiaire d'un tissu particulier, qui porte les différents noms de tendons, de tissu tendineux, de tissu nacré, etc., suivant qu'il prend son point d'attache plus ou moins loin de l'os, et se présente sous forme de nappe ou de cordon.

Les fibres musculaires soumises à l'empire de la volonté sont de couleur légèrement rouge et striées ; celles de la vie organique au contraire sont pâles et lisses ; on les nomme fibres-cellules, mais nous n'avons pas à nous en occuper dans l'étude des mouvements. Les muscles reçoivent un certain nombre de nerfs et d'artères, des veines en émergent ; on n'y rencontre que très-peu de vaisseaux lymphatiques.

La propriété essentielle de la fibre musculaire est la contractilité ; la volonté commande et aussitôt les deux extrémités du muscle se rapprochent ; comme le tissu tendineux est inextensible, il faut que l'os auquel s'insère le muscle suive le tendon et se meuve. Remarquons toutefois que pour que les pièces osseuses qui composent le squelette se meuvent les unes sur les autres, il leur faut des charnières ou des poulies autour desquelles elles puissent tourner, ce sont les articulations qui jouent ce rôle, et notons que les muscles sont admirablement disposés pour amener ce résultat, ayant tous une insertion au-dessus d'une articulation, et l'autre au-dessous de la même articulation. Si l'un des points d'attache, c'est-à-dire l'un des os est supposé fixe, et c'est dans ce cas que la contraction est plus énergique, l'autre point d'attache, et par conséquent l'os sur lequel il se trouve, tournant sur la charnière qui est l'articulation, se rapproche du point fixe, et par opposition à celui-ci on l'appelle point ou partie mobile. La contraction violente d'un ou de plusieurs muscles constitue un effort.

Au pas, qui est une allure marchée, le déplacement comme nous l'avons vu est presque nul, aussi n'insisterons-nous pas sur les mouvements que cette allure occasionne, parce qu'ils sont très-peu considérables, et l'intervention du cavalier se réduit à une faible pression des genoux, déterminée par la contraction des adducteurs de la cuisse. Toutefois, celui qui se laisse aller ne peut échapper à un léger balancement des parties supérieures du corps d'avant et arrière, contre lequel réagissent les muscles sacro-lombaires et longs dorsaux en portant un peu en arrière le rachis et le thorax, et avec eux, le centre de gravité sans cesse sollicité en avant. Cette contraction presque permanente des muscles mis en action, et qu'on pourrait appeler état actif d'immobilité, puisqu'elle a pour effet de fixer les points sur lesquels elle agit et de les maintenir dans l'immobilité, ne laisse pas que d'êtrᵒ fatigante au bout d'un certain temps.

Le trot est de toutes les allures celle qui déplace le plus le cavalier, et qui exige de sa part la plus grande somme de mouvements ; mais c'est aussi, après le pas peut-être, la plus naturelle de toutes et celle qu'il supportera le plus longtemps, lui et son cheval, car en raison du grand nombre des muscles qui agissent, le travail se trouve comme divisé, et la fatigue tarde plus à se faire sentir que quand ce nombre est très-restreint. On a pu juger, par ce que j'ai exposé à propos des mouvements communiqués, combien ces mouvements étaient compliqués ; ceux qu'exécute le cavalier ne sont pas moins complexes, et l'analyse suivante en rendra compte.

Le cavalier repose sur la selle par les ischions, ses cuisses y adhèrent fermement et les genoux l'étreignent sans trop la serrer pourtant ; la jambe doit être libre et ne reposer sur l'étrier que pour aider à fixer le genou, car de la fixité du point d'appui que prennent les genoux dépend la solidité, comme la bonne position du corps et en même temps du centre de gravité assure l'assiette. Cette pression, qui doit être plus forte qu'au pas, puisque les déplacements sont bien plus considérables, est déterminée, ainsi que nous l'avons vu, par les adducteurs de la cuisse, qu'on peut regarder comme les muscles essentiels des cavaliers, aussi bien qu'on les a nommés *custodes virginitatis*. Les genoux ainsi fixés, le bassin cesse d'obéir à l'impulsion en avant, ou tout au moins, le déplacement dans ce sens est considérablement diminué, et il n'existe plus guère qu'un mouvement vertical de bas en haut, qui a lieu lorsque les ischions quittent la selle pour y retomber ensuite par le fait de la pesanteur. Il n'en est pas de même des parties supérieures du corps, tête et thorax, qui, douées de mouvements indépendants, pour ainsi dire, de ceux du bassin, semblent subir l'action d'une puissance étrangère, et qui, en somme, ont reçu la même impulsion, mais transformée et exagérée par l'effet de la pesanteur, agissant d'autant

plus sur ces parties qu'elles sont plus éloignées du bassin,
et d'autant mieux qu'elles sont plus mobiles. Cette force
mal employée, déterminera la chute du cavalier, mais elle
peut être utilisée, et bien dirigée, c'est elle qui assure l'assiette. Les muscles sacro-lombaires et longs dorsaux en portant en arrière le thorax et avec lui la tête font tomber le
centre de gravité en arrière de la verticale, et opposent une
certaine résistance à son déplacement en avant : l'intensité
de la contraction musculaire, pour que le but soit atteint,
et que le centre de gravité ne dépasse pas la verticale, doit
être d'autant plus considérable, que l'impulsion est plus
forte. Cette position du corps aura encore un autre effet,
c'est de charger la verticale, et par ce moyen, le déplacement de bas en haut que nous avons signalé, et qui s'effectue dans le sens de la verticale, rencontre un nouvel obstacle qui tend à le contrarier.

Au galop, où le cavalier n'éprouve qu'un mouvement
d'ondulation d'avant en arrière et réciproquement, les fléchisseurs de la cuisse, les psoas et le sacro-lombaire sont
surtout appelés à corriger les déplacements exagérés, en
replaçant le centre de gravité, comme nous avons vu précédemment, soit en avant, soit en arrière, suivant qu'il
est besoin, tandis que les adducteurs fixent les genoux.

Telle peut être entendue, je crois, la théorie de l'équitation, dans ce qu'elle a de mécanique, et s'il ressort de là
que la pesanteur contribue à maintenir l'équilibre comme
elle a pu faire pour le détruire, on voit aussi que c'est la
contraction musculaire qui l'y amène, que c'est elle encore
qui détermine la fixité des points d'appui, et que le muscle
est l'agent de ce mouvement. Mais on se tromperait étran-
gement, si l'on se figurait que ceux-là seuls agissent que
nous avons nommés en étudiant les mouvements du cavalier. Il n'est peut-être pas de muscle qui n'entre en jeu
dans l'exercice du cheval, soit pour prévenir un déplacement, soit pour rétablir l'équilibre détruit, soit pour appeler l'action des aides, soit enfin pour répondre à un besoin

de l'organisme ; il s'en faut toutefois qu'ils se contractent tous avec la même énergie, et tandis que les uns (adducteurs de la cuisse, sacro-lombaires, longs dorsaux) peuvent être appelés muscles essentiels, les autres n'interviennent qu'accidentellement, ou pour satisfaire à certaines exigences et à des mouvements spéciaux, tels que ceux des aides, le travail d'école, la tenue, etc. ; quelques-uns viennent encore seconder les muscles que nous avons dits essentiels, nous appellerons ceux-ci auxiliaires ; enfin, nous savons que lorsqu'un muscle commande un mouvement dans un sens, il en existe toujours un ou plusieurs dont l'action lui est opposée, et qu'on nomme pour cela antagonistes : la tonicité de ces fibres musculaires donne aux mouvements la mesure, la régularité et la précision qui font défaut dans certaines paralysies (paralysies saturnines).

Nous croirions n'avoir donné qu'une idée fort incomplète de l'équitation et des mouvements qu'elle commande, si nous n'analysions certains phénomènes qu'on ne trouve expliqués nulle part, et qu'il n'est certes pas sans intérêt de connaître. Personne de ceux qui ont monté à cheval n'a pu échapper à cette sorte de courbature qui survient le lendemain et surtout le deuxième jour après l'exercice, lorsqu'il y a quelque temps qu'on ne le pratique plus et que les muscles ont été comme déshabitués ; les points où la douleur se fait principalement ressentir nous rendent bien compte des muscles qui travaillent le plus : celle qui occupe les adducteurs et la masse sacro-lombaire s'explique naturellement ; mais il n'en est plus de même de celle que l'on observe dans les muscles de la paroi abdominale, dans ceux de l'épaule et de la nuque, néanmoins je crois en avoir saisi la cause.

Les muscles de la paroi abdominale (grand et petit oblique, grand droit et transverse de l'abdomen), de concert avec le diaphragme, compriment la masse des viscères contenus dans l'abdomen, pour limiter autant que possible les ballottements que provoquent dans ces organes les secousses du trot, toutefois ces muscles ne peuvent s'opposer à un certain mouvement d'expansion de la part des viscères, et ils en supportent le choc. Il ne faut donc pas s'étonner, si leur contraction permanente et les tiraillements exercés sur leurs fibres y développent de la douleur.

Le bras et l'avant-bras tombent de tout leur poids au-dessous de l'articulation scapulo-humérale, la capsule articulaire que contient la tête de l'humérus est très-lâche et lui permet des mouvements assez étendus qu'augmentent encore toutes les secousses qui viennent du cheval ; un certain nombre de muscles, ceux de l'épaule en particulier, maintiennent cette tête dans la cavité articulaire et s'opposent à ces mouvements : ces muscles se contractent énergiquement pour retenir et fixer la tête de l'humérus, mais le poids du bras exerce à chaque secousse une traction sur leurs fibres, et ces fibres contractées, tiraillées, disloquées, deviennent douloureuses ; cette douleur rappelle assez bien celle de la contusion ; on la retrouve encore dans le biceps qui soutient l'avant-bras fléchi, dans les muscles de la nuque qui maintiennent dans l'extension la tête sans cesse sollicitée en avant, et naturellement dirigée dans le sens de la flexion. Le trapèze, qui efface les épaules et donne en fixant l'omoplate un point d'appui aux autres muscles de cette région, qui concourt, d'autre part, à l'extension de la tête, les pectoraux et le grand dorsal qui contribuent, eux aussi, à immobiliser le bras, sont également le siége de douleurs parfois assez vives. Il ne faudrait cependant pas considérer ce malaise passager comme un véritable état pathologique, car il suffit quelquefois de reprendre l'exercice pour le faire cesser, et dans la suite, le muscle qui travaille, au lieu d'être en souffrance, se nourrira et se fortifiera. La médecine pourra utiliser cette propriété de l'équitation, qui est d'exercer les parties supérieures du corps au moins autant que les cuisses et les jambes, et en effet tous les voyageurs ont signalé le développement extraordinaire que prenaient ces parties chez les Gauchos, ces

Scythes du Nouveau-Monde qui passent leur vie à cheval.

Enfin, nous ne pouvons nous dispenser, bien que notre prétention ne soit pas d'étudier tous les mouvements que comporte l'équitation, d'insister sur quelques-uns que nous nommerons artificiels, parce qu'ils ne sont en somme que des artifices imaginés pour dénaturer le mouvement communiqué, et pour éluder certaines difficultés d'équitation. Avant tout, je citerai la méthode de monter à l'anglaise, qui consiste en des mouvements alternatifs d'élévation et d'abaissement du tronc, au moyen desquels le cavalier, porté en partie sur les étriers, ne touche la selle qu'une seule fois dans les deux temps du trot, ses jarrets qui font ressort amortissent sensiblement la dureté du choc, mais cette pratique, si elle est plus commode et tient lieu de science, est défectueuse au point de vue de l'assiette et ne remplacera jamais la vieille école française. Les muscles qu'elle met en jeu sont principalement, avec les adducteurs et les sacro-lombaires, ceux de la partie antérieure de la cuisse, le triceps fémoral, les jumeaux, les jambiers antérieurs et postérieurs, etc.

L'allure de certains chevaux, et principalement l'amble et le traquenard, détermine souvent chez le cavalier des mouvements de latéralité du tronc dits mouvements de hanches, contre lesquels réagissent surtout les muscles fessiers.

Pour terminer cette longue analyse des mouvements, rappelons que le diaphragme est occupé à contenir les viscères abdominaux, et qu'il ne peut plus jouer, dans le mécanisme de la respiration, le rôle qui lui est échu ; un système particulier de muscles, les inspirateurs, le supplée dans cette fonction, et la respiration, qui d'habitude est abdominale, devient aussi *costale*.

Il est facile de voir, par cet exposé, le grand nombre de muscles qui prennent une part active dans l'équitation, et on peut dire qu'il n'en est que bien peu qui ne soient pas mis en demeure d'agir, surtout si l'on considère qu'en dehors des effets d'équilibre, elle nécessite un grand nombre de mouvements, soit des bras, soit des jambes, pour diriger, conduire, presser ou modérer le cheval.

Le propre des contractions qu'exige l'exercice du cheval est d'être intermittentes et successives, faibles et souvent répétées, durables par conséquent, et n'amenant la fatigue qu'au bout d'un temps assez long. Le débutant, outre que ses muscles ne sont pas encore faits à ce genre de travail, déploie beaucoup plus de force qu'il n'en faut, et ne peut le soutenir comme il le fera plus tard.

Mécaniquement parlant, le résultat de la contraction musculaire est un travail produit, mais ici comme partout, toutes les forces dépensées ne se traduisent pas par un travail utile, il y a aussi du travail perdu, et c'est cette perte du travail qui cause la fatigue si sensible aux débutants, perte à laquelle ne peuvent même pas se soustraire complétement les plus habiles écuyers, ressemblant en cela aux machines les mieux perfectionnées, qui ne rendent pas en travail utile tout ce qu'elles dépensent en combustible. Ce n'est que par une longue habitude du cheval et une bonne direction qu'on en peut arriver à ne dépenser que la force nécessaire, à acquérir la souplesse et à vaincre cette raideur, résultat de contractions musculaires intempestives, et qui ôtera toujours au cavalier cette qualité précieuse qui est l'assiette. C'est dans la coordination et l'harmonie de tous les mouvements que résident la solidité à cheval, la puissance d'action, la grâce et aussi tous les avantages que la santé peut retirer de ce bel exercice.

Nous avons étudié jusqu'ici le mécanisme de l'équitation chez l'homme seulement, mais nous ne croyons pas devoir recommencer pour la femme où il est un peu différent, car la somme des mouvements est la même, et ce qui diffère le plus dans son mode de monter à cheval, c'est le point d'appui des genoux. Assise sur la selle, la face et la poitrine tournées en avant, ses jambes servent à assurer son assiette de la manière suivante : la droite est placée dans une sorte de fourche située à l'avant de la selle qui est construite spécialement pour son usage, et l'étreint au moyen de la contraction des adducteurs de la cuisse et des fléchisseurs de la jambe, le pied appuyé sur l'épaule gauche du cheval ; le pied gauche chausse un étrier, et la jambe ainsi que la cuisse rapprochées du flanc du cheval, affectent la même position que celle de l'homme, seulement le point d'appui est pris sur une troisième fourche qui croise la cuisse un peu au-dessus du genou. Quant aux autres mouvements, ils sont les mêmes, à peu de chose près.

CHAPITRE V.

PHÉNOMÈNES PHYSIOLOGIQUES QUE DÉVELOPPE L'ÉQUITATION.

L'équitation est propre surtout à développer l'état physiologique de l'homme ; elle s'adresse, en effet, à toutes les fonctions ; or, comme elles sont toutes solidaires les unes des autres, il n'en est pas une dont l'énergie s'accroisse sans en mettre une autre en jeu, et en augmenter d'autant l'activité ; elle réveille celle qui se ralentit, maintient et ramène l'équilibre, et rétablit l'harmonie entre tous les phénomènes physiologiques de la vie : c'est dans ce fait que réside son pouvoir hygiénique et thérapeutique.

Dans l'étude qui va suivre, nous nous proposons d'examiner successivement les modifications apportées dans l'exercice de chacune de ces foncions, et nous commencerons naturellement par cet acte qui provoque tous les autres, qui est le point de départ de toutes les modifications que nous allons observer, la contraction musculaire.

I. *Contraction musculaire.* — La volonté commande, le muscle obéit et se contracte. Quel est l'agent de cette contraction ? Personne n'a jamais mis en doute la propriété contractile de la fibre musculaire ; mais elle est impuissante à se contracter seule, sans l'intervention d'une influence étrangère ; c'est sur la nature de cette influence que les physiologistes ont longtemps disputé ; les uns accordaient à l'incitation nerveuse une importance qu'elle n'a certes pas, les autres faisaient jouer à la force du sang un rôle exagéré. Aujourd'hui, l'excellent livre de M. Gavarret, sur *les phénomènes physiques de la vie*, résume parfaitement l'état de la science sur ce sujet. D'après ce savant professeur, la solidarité la plus étroite existe entre la contractilité et les phénomènes de combustion qui s'accomplissent dans la trame des vaisseaux capillaires des muscles. En effet, lorsqu'une contraction musculaire va se produire, l'action nerveuse se borne à donner, pour ainsi dire, l'impulsion au muscle, en le préparant à subir l'action d'un autre agent, le sang. Le sang artériel se précipite et remplit abondamment les capillaires qui sillonnent le muscle ; l'oxygène qu'il contient brûle avec une énergie nouvelle les matériaux combustibles qu'il transporte, et qui ne sont autres que les produits de la digestion, matières grasses et sucrées en première ligne, et aussi un peu les substances protéiques. Le résultat de ces combustions internes est la production d'acide carbonique et d'eau ; il faut y ajouter celle de l'azote, de l'urée ou de l'acide urique qui proviennent de l'oxydation complète ou incomplète des substances quaternaire ; elles engendrent en même temps de la chaleur. L'acide carbonique, l'azote, l'eau, l'urée, l'acide urique sont emportés par les veines qui émergent du muscle, et rejetés au dehors par la circulation et les divers émonctoires de l'économie ; mais que devient la chaleur qui naît de ces combustions ? Le muscle dans lequel ces transformations chimiques se sont effectuées a bien vu s'élever sa température, mais cette élévation est bien loin d'être en rapport avec la quantité de matériaux brûlés : pendant ce temps, un nouveau phénomène s'est produit, le muscle s'est contracté. Cette contraction du muscle est d'une énorme valeur pour nous, puisqu'elle fait équilibre à un certain poids ; elle représente en somme un travail qui exprime lui-même la chaleur perdue pour nos sens. Ainsi, « pendant que le muscle travaille, la chaleur produite par les combustions internes se partage en deux parties complémentaires : l'une apparaît comme chaleur sensible et règle la température du muscle, l'autre disparaît en tant que chaleur, et, par l'intermédiaire de la contractilité musculaire, se transforme en travail mécanique. » Ces divers phénomènes se succèdent invariablement et sont la conséquence inévitable les uns des autres. L'action chimique s'effectue la première et produit de la chaleur, la fibre consomme une portion de cette chaleur et produit un travail mécanique.

Un grand nombre de faits viennent à l'appui de ces propositions ; de brillantes expériences les corroborent, et l'on a constaté que la température d'un muscle qui entre en contraction s'élève, que celui-ci absorbe plus d'oxygène et exhale plus d'acide carbonique qu'à l'état de repos ; enfin, que les contractions musculaires sont d'autant plus énergiques que les combustions internes sont plus actives. L'agent véritable des contractions musculaires est donc la chaleur produite par les combustions dont les muscles sont le siége, résultant du conflit du sang et du système nerveux. Et, d'après Mayer : « Un muscle est seulement un appareil au moyen duquel la transformation des forces s'effectue, mais ce n'est pas la substance par le changement chimique de laquelle l'effet mécanique se produit. »

Chaque contraction du muscle détermine donc l'entrée dans cet organe d'une nouvelle quantité de sang artériel, quantité plus considérable qu'à l'état de repos, et l'accélération de la circulation capillaire dans son intérieur ; les phénomènes de combustion accomplis, les capillaires veineux emportent ce sang chargé des produits de l'oxydation, tandis que la contraction, résultat du phénomène chimique, aide au dégorgement du muscle, pour faire place à une nouvelle ondée artérielle qui produira une nouvelle contraction. De tous ces produits qui vont être éliminés, celui qui domine tous les autres et se révèle le mieux à l'expérience, est l'acide carbonique. Il s'est bien évidemment ormé dans le muscle, car, avant son entrée, le sang en contenait beaucoup moins qu'après sa sortie ; il s'est formé pendant la contraction, car, après elle, sa proportion a augmenté ; on trouve en effet que le sang veineux contient en moyenne 6,75 d'acide carbonique de plus que le sang ratériel quand le muscle est en repos, et 10,79 quand il est en contraction.

Si le travail du muscle est longtemps prolongé, l'accélération de la circulation dans son intérieur ne suffit plus pour entraîner les produits de la combustion qui s'effectue sans relâche, ils s'accumulent dans le muscle, et là se forme un nouveau produit, l'acide lactique ; alors le muscle perd de son élasticité, de son énergie, de sa précision ; les mouvements deviennent pénibles, les combustions sont moins actives, il y a dépression des forces ; c'est ce phénomène qu'on connait sous le nom de fatigue. Le repos, en permettant au sang veineux d'emporter ces produits nuisibles à l'accomplissement du travail, en supprimant l'activité des combustions, cause de leur accumulation, fait disparaître petit à petit tous ces symptômes qu'on peut d'ailleurs provoquer chez l'animal en repos, au moyen d'une simple injection d'acide lactique dans la substance du muscle.

Cette activité de la circulation a un autre effet, c'est d'apporter à l'organe qui en est le siége une plus grande quantité de matériaux nutritifs qu'il assimile. Il est un fait d'expérience, c'est que le muscle qui est soumis à un travail régulier et en même temps modéré, augmente de volume et aussi de force, car la puissance d'un muscle est en raison directe de son poids et de son volume. En même temps qu'il s'accroît, il gagne en qualité : la fibre musculaire qui s'exerce devient plus tonique, plus élastique et plus patiente, son action devient aussi plus précise. Toutes ces qualités, l'équitation les développe au plus haut degré, et ce fait ne saurait être contesté, alors que nous voyons tous les jours les écuyers faire exécuter à leurs chevaux les mouvements les plus compliqués, sans qu'il soit possible, souvent, de saisir leur action ; quand nous les voyons, par suite de l'habitude, résister pendant de longues heures à un exercice que le débutant ne saurait supporter le dixième du même temps ; quand nous les voyons, d'une apparence souvent frêle et délicate, doués d'une énergie musculaire surprenante.

En effet, l'équitation ne développe pas tant ces formes athlétiques que peuvent revendiquer d'autres exercices gymnastiques, tels que celui des haltères, que l'énergie de la fibre musculaire et les autres qualités que j'ai citées tout à l'heure. Elle met en jeu un grand nombre de muscles, soit qu'ils agissent simultanément, soit qu'ils agissent successivement ; elle ne leur demande pas une action d'une grande puissance, mais longtemps soutenue et souvent répétée : elle développe dans ses besoins ; il ne lui servirait de rien de faire de ces muscles énormes et puissants, s'ils n'étaient résistants et patients : ici la fibre musculaire s'habitue plus qu'elle ne s'accroît.

Remarquons encore que les muscles qui prennent une part active dans l'équitation ne sont pas les seuls à bénéficier des avantages qu'elle procure : chez ceux qui agissent comme antagonistes, on retrouve la même tonicité ou à peu près que chez les premiers ; ils acquièrent du ressort, pour ainsi dire.

L'équitation est donc une éducation générale de tous les muscles, bien supérieure en cela à l'escrime, par exemple, qui ne s'adresse qu'à un membre et néglige l'autre totalement : c'est pour cela qu'on voit des maîtres d'armes ou des personnes qui pratiquent beaucoup cet art, avec le bras droit sensiblement plus développé que l'autre, et l'épaule du même côté plus élevée que la gauche ; cette particularité trouve son explication toute naturelle dans l'accroissement plus considérable des muscles mis en action, le tirer à droite étant beaucoup plus fréquent que le tirer à gauche ; par contre, la jambe gauche est plus développée que la droite : c'est sur elle, en effet, que repose tout le poids du corps.

II. *Circulation*. – Nous avons vu comment la circulation

du sang était accélérée dans le muscle qui se contracte, nous avons vu aussi le grand nombre de muscles qui participent à l'exercice du cheval; il est aisé, dès à présent, de concevoir quelle influence l'équitation peut exercer sur l'ensemble des phénomènes circulatoires. L'impulsion partie des muscles s'étend à tout le réseau sanguin, le liquide se précipite partout avec une force nouvelle, les capillaires sont envahis de toutes parts par le torrent qui cherche une issue; les veines, gonflées, versent au cœur leur trop plein, l'ébranlement général se communique à l'organe central de la circulation, le sang veineux est chassé dans les poumons, où il se met en relation aussi étroite que possible avec l'air, et là, échange les produits inutiles qu'il contient, pour se charger d'oxygène; poussé par une nouvelle ondée, il se hâte de rentrer au cœur pour aller aussitôt réparer les pertes qu'a subies le sang artériel, et fournir à une nouvelle contraction musculaire. On le voit, la circulation tout entière est activée, et là où tout à l'heure le sang ne pénétrait que difficilement et d'une manière insuffisante, il pénètre maintenant abondamment, et remplit le système vasculaire tout entier.

Il est intéressant d'étudier tout d'abord la manière dont se comporte le sang dans les capillaires généraux; la connaissance de ces faits nous permettra d'expliquer un certain nombre de phénomènes que nous aurons à signaler plus tard.

Dans la structure de ces vaisseaux qui font suite aux artères de petit calibre, domine le tissu musculaire. Le jeu de ces fibres qui diffèrent essentiellement, quant à l'élément anatomique, de celles que nous avons étudiées jusqu'ici, est indépendant de la volonté ; un système spécial de nerfs émanant du grand sympathique, et aussi quelques-uns des nerfs spinaux, les vaso-moteurs, préside à leurs fonctions : suivant que ces nerfs agissent ou qu'ils sont momentanément réduits à l'inaction, les capillaires se contractent ou se dilatent. La fibre-cellule ne se retrouve plus dans les plus déliés de ces vaisseaux, mais elle y est remplacée par

un tissu élastique qui suit les phases que subit le tissu
musculaire, il resserre ou augmente avec lui le calibre des
canaux qu'il constitue. Les impressions morales comme
les impressions physiques sont susceptibles d'apporter des
modifications importantes dans la circulation à l'intérieur
des capillaires. Personne n'ignore, en effet, la rougeur ou
la pâleur qui accompagne la honte ou la colère, le plaisir
ou la peine. Mais les vaso-moteurs sont bien plus sensibles
aux diverses impressions du froid et du chaud ; par le froid,
la fibre musculaire se contracte et rétrécit le calibre des
vaisseaux, le sang circule moins abondamment dans leur
intérieur, la pâleur des tissus qu'il traverse et l'abaissement de leur température en sont la conséquence. La chaleur, au contraire, semble paralyser ces nerfs, et la fibre
musculaire ne réagit plus contre la pression intérieure qui
rencontrant moins de résistance dilate d'autant le vaisseau.
Les parties deviennent rouges, gonflées, gorgées de sang,
et leur température s'élève. C'est surtout à la périphérie
qu'il est aisé d'observer ces divers phénomènes, parce que
le milieu dans lequel nous vivons, soumis tous les jours à
de nombreuses causes de refroidissement, emprunte, pour
ainsi dire, de la chaleur aux corps avec lesquels il est en
contact ; le peu de conductibilité du corps humain préserve
les organes internes de ces pertes quotidiennes, et le sang
qui se renouvelle continuellement maintient à la périphérie une chaleur relative. Néanmoins, cette impression de
froid fait contracter les capillaires de toute la surface du
corps, d'autant plus qu'elle est plus énergique, la circulation y devient moins active, et par contre, elle s'accélère
souvent au sein des organes contenus dans les cavités
splanchniques : si le refroidissement est léger, si la rétrac-
tion des capillaires est minime, il y a seulement augmentation de tension dans les grosses artères; mais, si le réseau
crpillaire est considérablement rétréci, la masse du sang
restant la même, la tension artérielle ne saurait ralentir
la circulation au delà de certaines limites, et par le double
fait du ralentissement de la circulation, et de la plus petite

quantité de sang qui passe par la périphérie où il est susceptible de se refroidir, sa température s'élève, cette chaleur a pour effet de paralyser les vaso-moteurs qui commandent aux capillaires des organes splanchniques, le calibre de ces vaisseaux augmente sensiblement, et les viscères qu'ils sillonnent se gorgent de sang : telle est la cause ordinaire des congestions viscérales; tel est, en tous cas, leur mécanisme fatal, elles s'expliquent toutes ainsi, par l'inertie des vaso-moteurs.

Nous avons vu, d'autre part, comment l'exercice musculaire rétablissait la circulation à la périphérie, en augmentant les combustions internes, en donnant l'impulsion au sang, en activant son cours, en élevant la température à la surface du corps : toutes ces influences réunies triomphent de la résistance des vaisseaux contractés, ceux-ci se relâchent peu à peu, le sang les envahit, et avec lui la chaleur qui continue le phénomène en les dilatant jusqu'à ce que la tension soit égale, ou à peu près, dans tous les capillaires du corps ; le sang trouvant une issue s'y précipite et ne se porte plus, comme tout à l'heure où cette voie lui était en partie fermée, vers les viscères qui se décongestionnent alors, les vaso-moteurs de ces parties sortant graduellement de leur inertie, à mesure que la chaleur circule et ne s'amasse plus vers le centre.

Ce que nous venons de dire de l'exercice musculaire, en général, s'applique parfaitement à l'équitation, et soit qu'elle agisse comme décongestionnante, soit qu'elle fasse circuler le sang dans une partie anémiée, elle favorise toujours l'accomplissement d'une fonction de la plus haute importance, puisque sa cessation dans un cas, son exagération dans l'autre, sont le point de départ de phénomènes morbides.

Equitatio parum pulsum auget neque calefacit, a dit Haller. En effet, comme conséquence de l'accélération du cours du sang, le cœur bat plus vite, et le pouls qui est comme l'écho des mouvements du cœur, nous rend compte de leur augmentation. M. Nick, dans son *Mémoire sur les considé-*

rations qui font changer l'état du pouls dans l'état de santé,
nous parle aussi des variations que l'équitation lui fait
éprouver ; d'après lui, le cavalier au pas aurait une augmentation de 15 à 20 pulsations par minute ; au trot, elle
serait plus sensible, le pouls atteindrait 42 pulsations de
plus qu'avant l'exercice. Dans les recherches que j'ai faites
moi-même à ce sujet, je suis arrivé à des conclusions ana
logues, ou à peu près, j'ai de plus remarqué, qu'en thèse
générale, le pouls était un peu plus fréquent chez les débutants que chez les personnes qui avaient une certaine habitude du cheval.

Le pouls, en même temps, bat avec plus de force, il est
plein et dur, on pourrait croire d'abord à une augmentation de la tension artérielle ; il est bon de se prémunir contre cette erreur, car ce fait peut avoir une grande importance dans les applications thérapeutiques qu'on serait
tenté de faire de l'équitation ; dans cette circonstance, nos
sens nous trompent, ils sont infidèles. M. Marey, avec son
sphygmographe, s'est parfaitement rendu compte de ce qui
se passe : l'instrument a indiqué une diminution de la tension artérielle, et il n'en pouvait être autrement, car le sang
contenu dans les gros troncs artériels éprouvant moins de
résistance de la part des capillaires dilatés à la périphérie,
s'écoule plus librement ; il en résulte que la tension diminue dans l'arbre artériel, et la contraction ventriculaire
éprouve moins de résistance, elle se fait d'une façon plus
brusque, et le choc est mieux saisi par le doigt qui explore ;
c'est cette instantanéité dont l'influence sur l'appareil est
nulle, qui fait croire à l'ampleur du pouls.

La seconde proposition de Haller (*neque calefacit*) est
vraie également, mais il ne faut pas la traduire à la lettre,
il importe de lui donner le véritable sens que lui attacha
son auteur. Frappés de l'augmentation de température qui
accompagne d'ordinaire la fièvre, les médecins d'autrefois
ne séparaient pas l'idée de chaleur de celle de fièvre, et le
grand physiologiste en adoptant leur langage a consacré
leur erreur. L'équitation élève bien certainement la tem-

pérature de notre corps, car nous avons établi qu'une partie de la chaleur produite par les combustions dont les muscles sont le siége, était rendue sensible aux appareils
thermoscopiques, mais cette chaleur n'est pas la fièvre. Il
est vrai qu'en descendant de cheval, si l'exercice s'est un
peu prolongé, on éprouve souvent un léger tremblement
qui se manifeste surtout dans les membres; en même
temps, la peau est rosée et tiède, une fine sueur perle parfois, mais au lieu du malaise habituel à la fièvre, on éprouve
plutôt une sensation de bien-être.

L'augmentation de la température est surtout remarquable à la périphérie où elle peut atteindre des proportions
relativement considérables. Il s'en faut de beaucoup qu'elle
suive la même marche dans les organes du centre, elle y est
peu sensible : les cavités naturelles sont les parties que
nous pouvons consulter, dont la température se rapproche
le plus de celle des organes internes; en prenant la moyenne
des résultats qu'elles m'ont donnés, nous trouvons :

Température de l'aisselle augment. de 1°
Id.   de la bouche   id.   0°,6

L'élévation de la température est d'autant moins sensible qu'on s'approche davantage du centre, et il est proba-
ble que là on ne trouverait pas une variation de plus de
1 ou 2 dixièmes de degré.

Cette activité des phénomènes circulatoires ne dure pas
après que l'exercice a cessé, et l'économie, au bout d'un
certain temps, revient à ses conditions normales; toutefois,
la fréquence du pouls est encore sensible après une demi-
heure de repos, et quelquefois plus.

II.' *Respiration.* — L'équitation apporte de profondes
modifications dans l'accomplissement des actes respiratoires, comme dans ceux de la circulation. Toutes les allures n'ont pas la même influence sur la respiration : le pas
ne la modifie que faiblement; il n'en est plus de même du
trot et du galop. Nous avons vu déjà quelle était l'action du
diaphragme dans l'équitation : occupé avec les muscles de

la paroi abdominale à contenir les viscères et à réprimer
leurs mouvements désordonnés dans les secousses du trot,
il ne saurait prendre une large part à l'acte de la respiration ; toutefois, par le fait même de sa contraction, la cavité
thoracique se trouve augmentée, et donne entrée à une
plus grande quantité d'air. Le diaphragme concourt également, dans une certaine mesure, à l'expiration, mais d'une
façon toute passive : les viscères lui rendent le choc qu'ils
reçoivent à chaque temps du trot, le refoulent et déterminent un léger relâchement de ses fibres, il en résulte une
diminution de la cavité thoracique et l'expulsion d'une certaine quantité de gaz. Il peut se faire, néanmoins, que lorsque le cavalier n'apporte plus la moindre raideur, et que
l'allure du cheval est très-douce, le diaphragme prenne
une part plus active à la respiration. C'est à l'action des
muscles inspirateurs, et à ce fait que la respiration devient
surtout costale, qu'il faut attribuer l'augmentation de la
capacité des poumons. Le diaphragme étant contracté, les
côtés fortement soulevés, la poitrine se trouve considérablement dilatée, et l'air y pénètre largement ; par le relâchement des muscles les côtés s'abaissent, la capacité des
poumons diminue, et l'air vicié qu'ils contiennent s'échappe
au dehors.

Il se peut, cependant, qu'un effet contraire soit produit :
ainsi, le trot de certains chevaux, dont les réactions dures
en secouant fortement la masse des viscères abdominaux,
la font réagir violemment sur le diaphragme, et déterminent une sortie brusque de l'air contenu dans les poumons ;
la respiration alors devient pénible, elle se rhythme sur l'allure du cheval, et l'expiration a lieu à chaque temps, brusque, courte et sonore. Les muscles inspirateurs sont dans
un état de contraction permanente qui tient les côtes constamment soulevées, et cèdent à peine au poids du thorax,
qui, à chaque choc du cavalier, est sollicité par la pesanteur et retombe faiblement. Cet état constitue un véritable
effort qui ne saurait être soutenu longtemps, aussi les sym
ptômes de l'intoxication par l'acide carbonique ne tardent-

ils pas à se montrer, car dans cette circonstance, l'échange des gaz est certainement bien moins complet que lorsque les inspirations sont larges et profondes, et la fatigue arrive bientôt. C'est dans le but d'amortir les chocs et de parer à ces inconvénients, qu'on a imaginé la méthode anglaise, qui permet de monter plus facilement des chevaux durs et déplaçants.

Au galop rapide un autre phénomène s'observe, c'est la difficulté qu'on éprouve à respirer : elle s'explique par la pression plus grande de l'air contenu dans la cavité thoracique, qui nécessite des efforts plus considérables d'expiration ; aussi, est-ce afin de rompre le courant d'air qui repousse les gaz dans la poitrine et s'oppose à leur sortie, que nos jockeys se penchent sur le cou de leurs chevaux et portent à leur toque une large visière.

La physiologie nous apprend la liaison étroite qui existe entre les phénomènes chimiques de la circulation et ceux de la respiration ; ceux-ci ne semblent être que la conséquence des premiers, et si nous trouvons la circulation accélérée, devons-nous nous étonner de voir la respiration plus active? Il y a une relation de cause à effet. Ce n'est pas par un acte de notre volonté, que le jeu des côtes et la contraction du diaphragme, augmentent la capacité du thorax, mais bien par un effet de l'action nerveuse, pour répondre à un besoin de l'économie ; les poumons remplissent la cavité thoracique dilatée, l'air pénètre profondément les vésicules pulmonaires et rencontre là les vaisseaux chargés de sang noir; un échange se fait entre le sang et l'air : le sang lui cède l'acide carbonique et la vapeur d'eau qui ne peuvent pas servir aux combustions dont il est le siége, et prend de l'oxygène pour retourner rouge et vivifiant au cœur, qui l'enverra dans la trame de tous les tissus, jouer son rôle réparateur. La circulation capillaire est bien soumise dans les poumons aux mêmes causes de refroidissement qu'à la surface du corps, et l'entrée de l'air froid dans ces organes a pour effet de resserrer les vaisseaux ; mais sa température s'est élevée sensiblement en traversant les bronches et les autres voies qui lui ont livré passage, de sorte qu'elle n'est jamais aussi basse que celle du milieu ambiant. Nous avons vu, d'autre part, comment l'équitation activait les phénomènes circulatoires, et accélérait le cours du sang dans les capillaires généraux ; ceux des poumons ne font pas exception à cette règle, et la chaleur qui circule avec le sang lutte contre les causes de refroidissements, et relâche les vaisseaux dans la vésicule comme elle l'a fait à la périphérie. La surface sur laquelle l'air agit sur le sang se trouve donc doublement augmentée et par l'ampliation thoracique et par l'expansion du réseau sanguin. L'augmentation de la capacité des poumons peut donc être la conséquence de l'accroissement du calibre des vaisseaux, comme la fréquence des mouvements respiratoires dépend de l'accélération de la circulation.

Il est facile maintenant de se rendre compte du but dans lequel toutes ces modifications se sont accomplies : nous avons vu, en étudiant la contraction musculaire, le sang qui venait de fournir aux combustions, se charger d'acide carbonique et de vapeur d'eau produits de l'oxydation des substances ternaires. Ces gaz accumulés dans le sang deviennent promptement, on le sait, un obstacle à l'accomplissement des fonctions ; les veines recueillent ce sang inutile et sans vertu, l'emportent aux divers émonctoire de l'économie où il se purifie, et dans les poumons où il renaît à la vie ; mais, comme par le fait de l'exercice musculaire, la proportion des principes nuisibles a augmenté, le besoin d'éléments actifs se fait sentir plus grand, ce qui suffisait tout à l'heure pour satisfaire à ses nécessités est insuffisant maintenant, et l'activité des phénomènes respiratoires a dû répondre à celle des phénomènes circulatoires. Aussi, la surface de contact du sang avec l'air est-elle devenue plus considérable, le nombre des mouvements respiratoires s'est-il accru, l'air expiré contient-il plus d'acide carbonique qu'à l'état de repos, il a perdu en même temps une plus grande quantité d'oxygène, il recèle un excès d'azote qui provient de la combustion des substances quaternaires, et une notable proportion de vapeur d'eau.

Mais cette exagération des phénomènes respiratoires a une limite : si les combustions internes s'effectuent toujours, et avec la même intensité, il arrive un moment où la circulation ne suffit plus à entraîner les produits de la combustion qui s'accumulent dans le muscle, et finissent par entraver l'action chimique ; tout en s'accompagnant de cette sensation particulière qu'on nomme fatigue. Les phénomènes peuvent ne pas en rester là, car si on prolonge l'exercice au delà de ce qui est convenable, il peut se faire que tout l'acide carbonique ne s'échappe pas par les poumons, qu'il en reste une certaine quantité dans le sang qui revient au cœur, et que mêlé au sang artériel il produise de véritables accidents d'intoxication qui pourront se traduire par de la céphalalgie, de la dyspnée, etc., accidents auxquels M. le professeur Gavarret attribue la mort des animaux surmenés, et dont il fait voir bien nettement la cause dans la description qu'il nous donne du mal des montagnes.

Il est facile de se rendre compte de l'activité que prend la respiration chez le cavalier ; on s'accorde à considérer 18 comme le chiffre normal des mouvements respiratoires chez un adulte : j'en ai trouvé de 28 à 32 après un quart d'heure de trot à la française ; le trot à l'anglaise donne un résultat un peu moins elevé. Dans certaines conditions particulières leur nombre a pu s'élever jusqu'à 55 dans une minute. A une allure très-rapide la respiration devient courte et fréquente.

M. Smith a résumé sous forme de tableau l'influence qu'a l'exercice musculaire sur la quantité d'air qui pénètre le poumon à chaque mouvement respiratoire.

Couché	1
Debout	1,38
Marche (1 mille à l'heure)	1,90
A cheval (au pas)	2,20
Marche (2 milles à l'heure)	2,76

A cheval (au galop). 3,16
A cheval (au trot) 4,05
Natation 4,32
Course (7 milles à l'heure) 7,00

Si l'on est convenu que l'homme fait entrer dans sa poitrine à chaque inspiration un demi-litre d'air, à l'état de repos, d'après ces chiffres, au pas, il en inspirera 1 litre environ et 2 au trot ; au galop, où les réactions sont un peu moins vives qu'au trot, il n'en respirera qu'un et demi.

Une chose qu'on a souvent remarquée chez les cavaliers, est l'ampliation de la cage thoracique, cette particularité très-favorable à l'hématose doit être attribuée, d'après M. Woillez, plutôt à l'action du système musculaire en général qu'à celle des muscles du thorax ou des parties supérieures du corps.

Enfin il est un phénomène qu'on ne saurait raisonablement séparer de la respiration, c'est celui de l'exhalation cutanée qui est sensiblement augmentée par l'équitation. En effet l'accroissement de la circulation périphérique en apportant une quantité de sang plus considérable à la surface, favorise la respiration cutanée ; l'évaporation de la vapeur d'eau et l'exhalation de l'acide carbonique sont activées, et de plus, il est absorbé plus d'oxygène par la peau.

Nous ferons ici la même remarque que nous avons faite à propos de la circulation : avec le repos la respiration redevient peu à peu ce qu'elle est normalement.

IV. *Innervation.*— S'il est un sujet que l'on a longtemps discuté, sur lequel il a été beaucoup fait, beaucoup écrit, c'est assurément celui qui a trait à l'action nerveuse. Quelle est sa nature, quel est son rôle, quelle est son intervention ? telles sont les questions qu'on est encore en droit de se poser aujourd'hui, car si la lumière s'est faite sur certains points, il en est un grand nombre qui sont restés dans l'ombre. Le remarquable ouvrage de M. Gavarret auquel j'ai emprunté lorsqu'il s'est agi de la contraction musculaire, nous apporte encore ici un nouveau jour, en résumant de la façon la plus saisissante la théorie des physiologistes modernes.

L'étude de la physiologie nous montre le sang artériel pénétrant nos organes, s'y transformant en sang veineux, et par le fait de cette transformation y accomplissant un travail en rapport avec les fonctions de la partie qu'il pénètre ; nous avons fait voir que dans le muscle l'action chimique engendre la contraction qui produit un travail mécanique, nous allons la démontrer de même dans le système nerveux , où elle détermine l'action nerveuse ; mais, tandis que l'action musculaire se traduit au dehors par un travail produit, l'action nerveuse s'épuisse tout entière à l'intérieur de l'économie et se réduit à une simple intervention dans les fonctions des organes qu'elle anime.

« Le sang artériel pénètre rutilant et riche en oxygène dans le système nerveux, et le sang veineux en sort noir et chargé d'acide carbonique ; ce fait incontestable prouve à lui seul, qu'à l'état de repos, les matériaux organiques du sang sont brûlés dans les capillaires des nerfs et des centres nerveux comme dans le réseau vasculaire de tous les tissus de l'organisme. » Par une violente action nerveuse telle que la colère, ou lorsque cette action est longtemps soutenue comme dans l'étude, il y a augmentation de la température du corps, et de même, que les muscles en contraction, le système nerveux en activité absorbe de l'oxygène et exhale de l'acide carbonique, il se fatigue et donne une réaction acide. Il est facile de se convaincre, en outre, qu'à la suite d'un travail cérébral pénible, l'urée contenu dans les urines a augmenté dans une notable proportion.

Schiff a observé que «lorsque l'activité propre d'un cordon nerveux est mise en jeu par une excitation quelconque, la propagation de cette excitation s'accompagne d'une élévation de température appréciable sur le trajet du nerf. »

M. Vulpian de son côté a reconnu à la fibre nerveuse une activité propre qu'il appelle la neurilité. D'après lui, l'action de la cellule nerveuse n'entre en jeu que sous l'influence de la neurilité de la fibre ; les centres nerveux comme les muscles, perdent toute activité dès qu'ils cessent de recevoir du sang artériel ; la puissance nerveuse a pour condition l'impression du sang sur le cerveau et sur la moelle ; enfin, pour nous servir de son heureuse expression : « les centres nerveux et les muscles sont deux réactifs différents, traduisant chacun à sa manière l'action de la neurilité..... Nous sommes conduits, dit-il encore, à conclure de la façon la plus rigoureuse, que la neurilité est bien l'attribut physiologique distinct, indépendant, fondamental de la fibre nerveuse, et que l'existence de cette propriété n'est liée essentiellement qu'à l'intégrité de la structure et de la nutrition de ces éléments anatomiques. »

L'expérience de Brown-Séquard qui appelle un regard de son chien décapité, après lui avoir injecté du sang artériel dans le cerveau, ne prouve-t-elle pas de la façon la plus éloquente que l'action nerveuse est le résultat du conflit du sang artériel avec le système nerveux ?

Réunissant tous ces faits, résumant toutes ces théories, M. Gavarret nous explique ainsi l'action nerveuse : «Comme la fibre musculaire qui se contracte, la fibre nerveuse soumise à une excitation directe, ou propageant une excitation communiquée, s'échauffe d'une manière appréciable. Du côté du système nerveux comme du côté du système musculaire, cette élévation momentanée de température ne peut être, et n'est en réalité que le résultat d'un accroissement momentané aussi des combustions internes. En présence de ces faits, comment ne pas reconnaître que la neurilité et la contractilité musculaire ont avec la chaleur des rapports de même ordre ?.... L'activité du système nerveux et l'intensité des combustions effectuées dans son réseau capillaire suivent une marche parallèle, augmentent et diminuent ensemble.... Dans le système nerveux, le travail de combustion accompli dans les centres se transforme en neurilité, les divers cordons nerveux recueillent cette neurilité, la propagent dans tous les sens, et vont exalter l'activité des divers organes de l'économie.... Ainsi, dans l'animal il existe trois manifestations dynamiques : la production de chaleur, la contraction musculaire et l'activité nerveuse, qui dérivent directement de l'action de l'oxygène de l'air sur les matériaux organiques du sang.... L'action nerveuse donne simplement l'impulsion aux phénomènes de combustion ; une fois commencée, l'action de l'oxygène sur les matériaux du sang continue, et produit des effets hors de proportion avec la dépense primitive de la force impulsive. »

Comment ne pas reconnaître maintenant l'influence immense qu'exerce la circulation sur la production des phénomènes nerveux? Mais s'il existe une relation intime entre ces deux fonctions, la circulation et l'innervation, dans quelles limites s'exerce leur influence mutuelle, dans quelles proportions les troubles de l'une se font-ils ressentir sur l'autre ? C'est ce que la science n'a pas encore pu déterminer. Toutefois, ce qui nous paraît évident, incontestable, c'est que le tissu nerveux est soumis aux mêmes lois que les autres tissus de l'économie : comme eux, il se nourrit, se dépense et se régénère, le sang est l'agent de ces transformations et la circulation s'y fait comme partout ailleurs, accessible aux mêmes causes qui peuvent la modifier; de l'intégrité de cette fonction dépend l'intégrité de l'action nerveuse. Mais si, pour une raison ou pour une autre, qu'il est souvent difficile d'apprécier, la nutrition de l'élément anatomique s'y ralentit ou la circulation s'y effectue d'une manière anormale, qu'il y ait anémie ou bien hyperémie de la substance nerveuse, ces troubles dynamiques se traduiront par des troubles dans la manifestation nerveuse, troubles qui constitueront souvent un état pathologique.

L'équitation, nous l'avons vu, est un des modificateurs les plus énergiques de la circulation; elle répartit justement le sang dans tous les réseaux capillaires de l'économie, ne donne à chaque partie que la quantité qui lui convient, en maintenant partout égale la tension dans les capillaires par l'équilibre de la température ; elle prévient également l'anémie, l'hyperémie et la stase sanguine par l'impulsion qu'elle donne aux phénomènes circulatoires, et active la nutrition par l'accélération des phénomènes respiratoires et de ceux de la digestion. C'est en intervenant dans les rapports du sang avec le système nerveux que l'équitation exerce sur lui aussi son heureuse influence. Mais, à l'état physiologique comme à l'état pathologique, cet effet ne se traduit pas au dehors, car nous avons vu que l'action nerveuse « s'épuise tout entière à l'intérieur de l'économie et se réduit à une intervention dans les fonctions des organes qu'elle anime. » C'est dans la libre exécution de ces fonctions et dans l'harmonie qui régnera entre elles qu'il faudra rechercher les résultats de cette influence.

V. *Digestion.* — L'action qu'exerce l'équitation sur les actes physiologiques de l'économie est surtout remarquable dans les phénomènes digestifs. Elle stimule l'appétit, active la digestion et la rend plus complète, favorise l'absorption, enfin, pour nous servir d'une expression un peu triviale mais qui rend bien ce qui se passe, *elle fait descendre les morceaux.* Ces résultats ne sont pas seulement la conséquence de l'énergie nouvelle donnée aux fonctions que nous avons étudiées, et qui concourent toutes à l'accomplissement de cette autre fonction, ils tiennent encore à une action spéciale qu'a l'exercice du cheval sur la fibre musculaire qui forme la tunique de l'estomac et de l'intestin.

Ces viscères peuvent être considérés comme libres et flottants dans la cavité abdominale, où ils sont à peine maintenus et limités dans leurs mouvements par les replis du péritoine ; chaque secousse que fait éprouver le cheval les ballotte, pour ainsi dire, les fait rouler les uns sur les autres, et détermine des changements dans les rapports des différentes anses dont se compose l'intestin. Ces secousses, ces ballottements, ces frottements agissent sur la fibre musculaire à titre d'excitant mécanique, celle-ci se contracte alors avec plus d'énergie, mais en conservant, toutefois, le caracère qui est propre à la fibre-cellule, c'est-à-dire de se contracter lentement et successivement ; par cette excitation, t'action de la fibre est augmentée, et les mouvements ainsi lque les contractions péristaltiques de l'intestin acquièrent plus de puissance : il en résulte un mélange plus intime des aliments et des sucs de l'estomac, une chymification plus parfaite, et une absorption plus prompte et plus complète des matières déjà digérées ; enfin, celles qui ne le sont pas encore sont entraînées dans les dernières portions de l'intestin où elles achèvent leurs métamorphoses. L'estomac vide d'aliments appelle une nouvelle ingestion, et la faim nous avertit de ce besoin, tandis qu'un sentiment particulier de pesanteur dans la région anale, précède la défécation, acte par lequel en expulsant au dehors les résidus des digestions précédentes, nous faisons place à une nouvelle quantité des matières qui ont en partie échappé au travail de la digestion. Les contractions du gros intestin provoquées par l'équitation, en accélérant le mouvement naturel de ces matières favorisent singulièrement la défécation.

Mais l'excitation mécanique de la fibre musculaire épuiserait bientôt sa contractibilité, si l'agent naturel, physiologique de ces contractions, le sang, ne venait la seconder ; tout en effet contribue à le faire affluer dans le tube digestif : la présence des aliments, l'accélération survenue dans la circulation par le fait de l'équitation, la contraction déterminée dans la fibre-cellule par l'excitant mécanique et entretenue par les combustions. En même temps, les glandes et tous les appareils sécréteurs qui dépendent de la digestion, gorgés de sang, fournissent abondamment aux besoins du travail, et concourent puissamment avec la contraction musculaire à l'élaboration des matériaux de nos tissus.

Le sang qui aborde l'estomac pénètre aussi les nerfs qui l'animent, et règle leur action, c'est lui qui met un frein aux fantaisies de cet organe capricieux. L'accélération de la circulation a encore un autre effet, c'est d'activer l'absroption veineuse ; et la pression plus considérable que subit la bouillie alimentaire dans l'intérieur du tube digestif, par suite de la contraction de la fibre musculaire, favorise singulièrement son passage dans les vaisseaux chylifères.

Lorsque l'excitation mécanique que procure le cheval vient souvent mettre en jeu la fibre-cellule, comme celle de la volonté celle-ci acquiert de la tonicité, les contractions cessent d'être languissantes, elles deviennent plus énergi·ques, et apportent un concours plus puissant au travail de la digestion.

L'équitation agit un peu différemment sur les phénomènes digestifs, suivant qu'on la pratique avant ou après le repas. En effet, si l'on monte à cheval quand l'estomac est vide ou à peu près, car il n'est jamais dans un état de vacuité absolue, alors que la digestion intestinale est considérablement ralentie, cet exercice aura pour effet de hâter la transformation et l'absorption des substances que contiennent encore l'estomac et l'intestin, et de provoquer la faim. Mais si l'on monte immédiatement après avoir mangé, l'estomac rempli d'aliments, le diaphragme etles muscles abdominaux comprimant la masse intestinale et l'estomac, en même temps que la paroi de celui-ci se contracte, il pourra y avoir vomissement, ou tout au moins régurgitation, tandis qu'au bout de deux ou trois heures, le trop plein de l'estomac s'étant écoulé, le même inconvénient n'aura plus lieu.

VI. *Nutrition.* — La nutrition de l'individu est la conséquence, j'oserai dire plus, l'objet de toutes les autres fonctions que nous avons examinées, elle est en même temps cause et effet de tous les actes physiologiques ; le ralentissement de l'un d'eux retentit sur elle, de même que l'exécution de la fonction dépend de l'intégrité de l'élément anatomique. Après cela il serait surprenant que lorsque tousles autres phénomènes physiologiques s'accomplissent avec une énergie nouvelle, elle seule ne participât point au bénéfice général : il n'en est pas ainsi, par l'équitation elle se fait large, complète et universelle.

Le sang qui circule dans les vaisseaux est l'agent de toute nutrition : dans sa composition il faut distinguer deux parties, l'une liquide, qui est le plasma, contenant les substances albuminoïdes produits de la digestion, celle-là seule est susceptible de traverser la paroi des capillaires et de se mettre en rapport immédiat avec les tissus ; l'autre solide, qui est représentée par les globules, et qui en raison de son volume ne peut sortir de l'intérieur des vaisseaux. Toutes deux concourent également aux phénomènes de nutrition, mais d'une façon bien différente.

Le plasma, principalement formé d'eau qui sert de véhicule, d'albumine et de fibrine, en présence de l'élément anatomique des tissus auxquels il se mêle, s'incarne, pour ainsi dire, y subit des métamorphoses en rapport avec les éléments qu'il vient régénérer; c'est ainsi que se forment la musculine, la neurine, l'osséine, la chondrine, etc., tous dérivés de l'abumine et de la fibrine transformées par la fixation d'une certaine quantité d'équivalents d'oxygène et d'hydrogène dans les proportions de l'eau. De la même manière, les matières sucrées à l'état de dissolution, les matières grasses émulsionnées, et les substances minérales à l'état de sels dissous, traversent la paroi des capillaires et vont se fixer là où le besoin les réclame. Les matériaux organisés des tissus, de leur côté, subissent sous l'influence de l'oxygène exhalé hors des vaisseaux avec le plasma sanguin une oxydation plus ou moins complète qui les transforme ; devenues alors impropres à jouer le rôle qui leur est assigné, ils rentrent dans le torrent circulatoire, et sont emportés par les veines vers les différents émonctoires de l'économie qui les éliminent sous forme de créatine, d'urée, d'acide urique, d'acide choléique, etc. Tel est l'ensemble des actes d'assimilation et de désassimilation dont les tissus sont le siège, ils se font d'une manière d'autant plus active que la circulation elle-même l'est davantage, la nutrition augmente et diminue avec elle. C'est surtout dans les muscles que ce fait incontestable est rendu sensible. c'est dans

riche réseau vasculaire dont ils sont pourvus que les phénomènes circulatoires sont susceptibles de s'exagérer considérablement, pour fournir aux combustions que la contraction rend nécessaires, mais dans ce cas, l'assimilation
l'emporte souvent sur la désassimilation, et le muscle en
activité se nourrit plus que le muscle à l'état de repos; c'est
ainsi que s'explique le développement que prennent les
muscles sous l'influence de l'exercice.

Les substances protéiques n'ont pas seulement pour but
de fournir à l'économie les matériaux nécessaires à la ré-
novation des tissus, elles ne pénètrent pas toutes la trame
organisée, il en reste une certaine quantité dans l'intérieur
des vaisseaux, et celles-ci ont une autre destination. « Les
aliments albumineux remplissent un double rôle dans l'économie ; une fois introduits dans le courant circulatoire, ils
se partagent en deux portions : l'une est assimilée et sert
au renouvellement des tissus, l'autre est brûlée en même
temps que les matières grasses et sucrées du sang; ces
combustions intérieures sont pour l'animal la source de
force disponible, qui lui fournit à la fois la chaleur sensible, nécessaire au maintien de sa température propre, et la
chaleur transformée en puissance musculaire » (Gavarret).

Le sang qui subit des pertes incessantes pour fournir à la
nutrition des tissus, aux combustions, et au travail des sécrétions, est, d'ailleurs, régénéré par les produits de la digestion, qui sont sans cesse versés dans sa masse par les
veines et le canal thoracique, et il est à remarquer que
l'activité de la nutrition est en rapport avec celle de la digestion.

Les globules sanguins jouent un rôle des plus impor-
tants dans l'accomplissement des phénomènes de nutrition.
On admet généralement qu'ils se forment un peu partout
dans l'intérieur des vaisseaux ; là ils naissent, là ils vivent,
là ils meurent. Les substances albuminoïdes introduites
dans le sang par le travail de la digestion subissent une
première transformation, elles passent à l'état globulaire,
et constituent alors un élément anatomique nouveau, le

globule, qui se nourrit tout comme les autres éléments anatomiques, et qui est le siége aussi d'un double travail d'as
similation et de désassimilation. Se détruit-il dans l'état
physiologique, on l'ignore, mais dans l'état pathologique
et dans certaines conditions toutes spéciales (hibernation),
il disparaît bien évidemment. Suspendus au sein du plasma
en contact immédiat avec les substances albuminoïdes et
l'oxygène qu'ils puisent dans le poumon, les globules se
trouvent dans les conditions les plus parfaites de nutrition. Mais à mesure qu'ils assimilent, ils désassimilent, et
la fibrine, premier degré de l'oxydation de l'albumine, est
le résultat de cette désassimilation. C'est cette fibrine, en-
gendrée par les globules, dissoute par le liquide albumineux, qui s'exhale des vaisseaux, et va concourir à la réno-
vation des tissus.

Depuis longtemps les physiologistes ont reconnu aux
globules la propriété de fixer l'oxygène ; ce gaz semble con-
densé dans les globules, car il donne les mêmes réactions
que l'ozone, qui n'est autre chose que de l'oxygène con-
densé. C'est cet oxygène qui donne aux globules leur couleur rouge vif, c'est lui qui, en se combinant aux matières
albumineuses, les transforme en fibrine, c'est lui qui brûle
les substances hydrocarbonées, sucres et matières grasses,
entretient la chaleur animale, engendre l'action nerveuse
et détermine le mouvement ; mais quand il a fourni à
toutes ces oxydations, quand il est remplacé dans le sang
par les produits de la combustion qui se dissolvent dans le
sérum, en nature (eau, azote), ou à l'état de sels (carbo-
nates), les globules deviennent d'un rouge sombre et se
flétrissent jusqu'à ce qu'arrivés au contact de l'air, dans le
poumon, ils semblent renaître à la vie en se chargeant
d'oxygène.

On voit quelle est l'importance des globules du sang, ils
sont, pour ainsi dire, l'âme de la nutrition, puisqu'ils engendrent la fibrine, qui est l'élément d'un grand nombre de
nos tissus, et recèlent l'oxygène agent de toutes les combustions. A l'état physiologique, leur nombre reste sensi-

blement le même, mais sous certaines influences morbides il diminue considérablement, les globules se détruisent et ne se renouvellent plus : alors, la nutrition devient languissante ; de ces deux phénomènes lequel est cause, lequel est effet, la maladie s'adresse-t-elle tout d'abord aux globules ou à la nutrition , nous l'ignorons, mais toujours est-il qu'ils marchent ensemble.

Quand nous voyons les contractions musculaires que nécessite l'exercice du cheval, donner l'impulsion aux phénomènes circulatoires et la répandre aux phénomènes respiratoires et digestifs, quand nous voyons la poitrine se dilater et inspirer deux litres d'air au lieu d'un demi-litre, la somme des aliments augmentée, les muscles se développer, etc., comment ne pas admettre que les globules sanguins, ces autres éléments anatomiques qui se trouvent dans les conditions les plus favorables à la nutrition, se nourrissent aussi, assimilent, et que, dans certains cas, si leur nombre est insuffisant aux besoins de l'économie, il s'en forme de nouveaux , et leur proportion augmente? Ce fait qui me semble bien établi par le raisonnement , pour l'équitation, est d'ailleurs confirmé pour l'exercice musculaire, en général , par de nombreuses expériences, et entre autres, celles que M. Vierordt a faites sur la marmotte : le sang de cet animal contenait, le 11 novembre, par millimètre cube, 7,748,000 globules , cette marmotte tomba en léthargie le 22 novembre, c'est-à-dire que privée de mouvement, toutes ses fonctions se ralentirent, au 5 janvier, 1 millimètre cube de sang contenait 5,100,000 globules, et au 4 février, 2,334,000.

Nous avons eu déjà occasion de parler du rôle que jouent dans l'économie les aliments hydrocarbonés, sucres et matières grasses ; ceux qui ne servent point à l'entretien ou à la réparation des tissus dans la constitution desquels ils entrent, sont brûlés par l'oxygène pour produire de la chaleur et du mouvement ; mais si ces aliments sont en excès, cet excès se fixe dans l'économie, et a pour lieu d'élection le tissu cellulaire, partout où il se trouve, telle est l'origine du tissu adipeux, à la formation duquel concourent aussi bien les matières sucrées que les matières grasses. Mais ce tissu n'a pas une vie propre comme les autres, une fois formé, il reste ce qu'il est, il n'assimile pas et ne désassimile pas, il s'augmente seulement ou diminue par juxtaposition ou consommation, suivant les circonstances ; c'est une sorte de réserve, d'emmagasinement, qui est appelé à compenser l'alimentation insuffisante, et à établir une sorte de balance entre les phénomènes de nutrition ou de dénutrition. Il est facile de concevoir l'influence variable que l'équitation pourra avoir sur la production de ce tissu, suivant la dépense de forces qu'elle exigera et la quantité des éléments qui fourniront aux combustions internes. C'est là qu'est le principe de l'entraînement.

VII. *Sécrétions.* — L'équitation n'agit pas d'une manière bien spéciale sur les phénomènes de sécrétion ; leur activité n'est souvent que la conséquence de l'activité des autres actes physiologiques, et, d'ailleurs, comme elles n'intéressent pas particulièrement notre thérapeutique, nous n'en parlerons qu'à titre de mention.

La sueur résulte de l'augmentation de la circulation périphérique, elle augmente et diminue avec elle ; l'allure au trot la provoque plus que les autres.

La bouche se dessèche dans l'exercice à cheval, à cause de l'évaporation rapide que détermine le passage plus fréquent et plus répété de l'air dans la bouche, par suite de l'accélération de la respiration ; les glandes salivaires, qui ne sont pas excitées comme par la mastication, ne fournissent plus assez de salive. Quant aux sécrétions des glandes de l'estomac et de l'intestin, du foie, du pancréas, etc., elles se règlent sur les besoins de la digestion.

L'activité de l'exhalation cutanée et pulmonaire, l'augmentation des sueurs et des liquides des sécrétions, en général, diminuent d'autant la quantité d'eau expulsée par les urines. Quant à l'urée qu'elles contiennent, il semble résulter de nombreuses expériences, et, entre autres, celles de Frérichs, Fick et Wislicenus, que l'exercice musculaire, même forcé, n'en augmente pas sensiblement la proportion, parfois même il la diminue. La présence de l'azote libre dans l'air expiré nous rend bien compte de ce fait, car ce gaz provient de la combustion complète des substances azotées, tandis que l'urée n'est que le produit de leur combustion incomplète, ainsi que l'acide urique qui, lui, diminue manifestement par l'exercice et augmente par l'inaction. Ces phénomènes sont, du reste, parfaitement en rapport avec l'activité des combustions internes dont ils ne sont en somme que la conséquence.

L'excitation de la fibre musculaire de la vessie par les secousses du cheval amène sa contraction, et si celle-ci contient déjà une certaine quantité de liquide, le besoin d'uriner ne tarde pas à se faire sentir : l'équitation provoque la miction.

CHAPITRE VI.

DE L'IDÉE THÉRAPEUTIQUE QUI RESSORT DES RÉSULTATS PHYSIOLOGIQUES OBTENUS PAR L'ÉQUITATION.

On le voit, l'équitation, au même titre que les autres exercices gymnastiques, active les fonctions et favorise l'état physiologique ; elle agit en sens contraire de l'inaction qui amène le ralentissement de ces fonctions et développe l'état pathologique. En effet, rien n'est plus fréquent que les maladies qui assiègent les personnes vouées à une vie sédentaire, soit que leur profession les absorbe dans des travaux de cabinet, soit qu'elle les courbe sur un métier, dans un espace confiné, au milieu d'un air vicié. Lorsqu'elles ne sont pas excitées par le mouvement les fonctions digestives deviennent languissantes, l'estomac capricieux ne digère plus ou ne digère que difficilement, la nutrition devient imparfaite, le chiffre des globules descend, alors commencent des troubles plus marqués dans la nutrition générale.

la circulation et l'innervation ; l'émaciation, l'anémie, la chlorose, les gastralgies, certaines névralgies, etc., en sont souvent la conséquence : l'hypochondrie et la phthisie peuvent en être le terme affreux ; la goutte et le diabète sont plutôt l'apanage de la richesse paresseuse et gourmande. Quand à ces causes si puissantes déjà de maladie, viennent se joindre l'influence de l'hérédité et celle des vices qui règnent dans les sociétés modernes, on a alors le tableau lamentable des infirmités qui affligent l'espèce humaine Je ne veux certes pas parler de ces affections aiguës qui naissent d'un jour, impossibles à prévoir, qu'on ne saurait prévenir, qui déjouent trop souvent les complots les plus habiles, et que l'art est impuissant à combattre, mais de celles qui minent sourdement, se révèlent de longue date, et qui, pour marcher lentement, n'en laissent pas moins des traces profondes : semblable à une lampe qui s'éteint faute de combustible, l'économie s'use et s'épuise, les combustions se ralentissent, puis les fonctions se suspendent, et la flamme de la vie s'éteint. C'est cette flamme vacillante et prête à tomber qu'il faut ranimer, c'est ce combustible qu'il faut entretenir, tandis qu'il est temps encore : mais là la thérapeutique qui s'appuie tout entière sur la pharmacopée échouera le plus souvent, elle apportera bien un palliatif, mais elle n'arrêtera pas les progrès du mal ; celle au contraire qui s'inspire de l'idée physiologique, consultant les besoins de l'organisme, le plaçant dans des conditions contraires au développement de la maladie, armant, pour ainsi dire, l'état physiologique contre l'état pathologique, aura, selon moi, bien plus de chances de réussir. Cette indication ne saurait être mieux remplie que par les exercices gymnastiques, et l'équitation en particulier. En effet, elle s'adresse à toutes les fonctions et accroît leur énergie, elle fournit le combustible nécessaire à la lampe, active les combustions et, pour suivre notre métaphore, rallume la flamme à demi éteinte.

L'équitation n'a pas également prise sur toutes les maladies : il en est dont elle triomphe, le fait est certain : il en est d'autres qu'elle modifie, il en est enfin contre lesquelles elle semble impuissante ; dans quelles conditions principalement exerce-t-elle son action, quelle en est la limite? nous l'ignorons, mais un fait reste, souvent elle prévient le mal, souvent elle le guérit. Qui n'a entendu parler de ces cas où les médecins après s'être consumés en vains efforts, après avoir épuisé la thérapeutique des pharmacopées sans obtenir aucun résultat, en désespoir de cause, ont envoyé leurs malades au manége, et là au bout d'un certain temps ils ont guéri? Nous ne sommes plus au temps de l'empirisme, les progrès de la physiologie nous permettent aujourd'hui d'expliquer ces phénomènes qu'à un autre âge on eût pu regarder comme des miracles : en agissant ainsi, l'équitation n'a fait qu'obéir à la loi physiologique du mouvement, et c'est cette loi qui fait sa force, c'est en elle que réside sa vertu. Trop longtemps exclue de la thérapeutique il est temps qu'elle y rentre, car je n'hésite pas à la placer au premier rang parmi les agents les plus puissants de cette thérapeutique qui est basée sur les indications physiologiques.

Les résultats de l'équitation ne sont pas toujours identiques, on en peut graduer les effets suivant les besoins de l'économie et les exigences de la maladie ; ainsi le pas, le trot et le galop n'agissent pas dans les mêmes proportions, le temps que dure l'exercice influe aussi sur l'effet produit ; un cheval déplaçant exigera une dépense de forces plus considérable que celui qui ne l'est pas ; le mode d'équitation, l'habitude, les différents exercices auxquels on se livre, ont encore une action bien marquée sur les résultats obtenus. L'équitation peut donc se doser par l'allure, la durée, l'aptitude du cheval, la méthode, l'habitude et les exercices.

Ceci posé, nous allons examiner les maladies dans lesquelles l'équitation semble devoir donner les résultats les plus satisfaisants, et la manière dont elle se comporte vis-à-vis d'elles.

Mais cette étude pour être complète, réclamerait une longue pratique de l'art, et la connaissance approfondie des infirmités et des besoins de l'espèce humaine. Ces théories, pures déductions de l'enseignement physiologique, pour avoir quelque autorité, voudraient être contrôlées par des expériences directes, et confirmées par des observations nombreuses, sans lesquelles elles ne sauraient vraiment point s'imposer. Cette science pratique, cette connaissance de l'homme, je ne les possède point ; ces expériences, personne ne les a faites, mais ce que j'ai, c'est la ferme conviction que l'équitation peut rendre, dans bien des cas, de grands services à la médecine, c'est la confiance dans ses effets ; et si, aux préventions dont on l'entoure, je ne puis opposer aujourd'hui que l'observation de quelques faits isolés, un jour viendra peut-être où des esprits avides de rechercher ce qui est vrai, me suivront dans la voie que je leur aurai montrée, et donneront à ces théories l'appui de l'expérience. Ma prétention n'est pas de convaincre, mais seulement d'appeler l'attention sur ce point : trop heureux si dans ce modeste travail j'ai pu être utile en quelque chose.

CHAPITRE VII.

DE L'ÉQUITATION EN THÉRAPEUTIQUE.

Il est indispensable, avant d'entrer dans l'étude des maladies qui peuvent être traitées par l'équitation, de classer ces maladies. Toute classification, en pathologie, au moins, souffre de grandes difficultés, car à quelque point de vue que l'on se place, de quelque principe que l'on parte, il est impossible de réunir dans un même groupe des affections absolument semblables , qui n'appartiennent qu'à cette classe, et n'ont rien de commun avec une autre ; il en est aussi qui échappent à toute classification, et qu'on ne saurait placer nulle part, à cause de leurs caractères tout à fait différents de celles dont on serait tenté de les rapprocher : pour celles-là on a dû faire des catégories à part. Ces difficultés existent tout entières pour nous, aussi n'espérons-nous pas avoir trouvé une classification meilleure que celles qui existent, mais elle repondra au programme que nous nous sommes tracé, et sera conforme à la marche que nous avons suivie jusqu'ici.

Après avoir noté les modifications que subissait chaque fonction dans l'état physiologique, par l'exercice du cheval, et me proposant d'étudier les effets du même exercice sur ces mêmes fonctions, dans l'état pathologique, l'ordre que j'ai suivi précédemment et qui consiste à les examiner dans chaque appareil successivement, me semble être le plus convenable. Nous envisagerons donc la manière dont se comporte l'équitation, tour à tour dans les maladies de l'appareil locomoteur, de l'appareil circulatoire, du système nerveux et de l'appareil génito-urinaire, de l'appareil digestif, de la nutrition générale ; enfin nous ferons une classe des maladies générales constitutionnelles et diathésiques, pour celles que ne peuvent comprendre aucun des groupes précédents, et dans le traitement desquelles l'équitation paraît devoir donner de bons résultats, laissant complétement de côté les affections contre lesquelles elle semble être sans action.

Maladies de l'appareil locomoteur.

Paralysies musculaires. — Quelle que soit la cause de ces paralysies, quelle qu'en soit la nature, qu'elles tiennent à une lésion des centres nerveux, à une altération dans la neurilité propre de la fibre nerveuse, à une intoxication saturnine, à un état hystérique, etc., qu'elles soient idiopathiques ou symptomatiques, elles indiquent toutes une altération dans les rapports du système nerveux avec la fibre musculaire, car si la paralysie est récente encore, celle-ci a conservé toute sa contractilité, mais la volonté est impuissante à l'exciter et le muscle reste inerte. Toutes les formes de paralysie n'ont pas à beaucoup près la même gravité, et le désordre qu'elles amènent diminue et cesse même tout à fait, dès que l'influence de la cause qui les a produites s'amoindrit ou disparaît. Le mouvement revient, faible d'abord, puis peu à peu la contraction musculaire acquiert plus de force et d'énergie, jusqu'à ce qu'elle redevienne ce qu'elle était auparavant. Mais il s'en faut que tous les malades recouvrent ainsi le mouvement d'une manière complète, le plus souvent il reste dans les membres qui ont été atteints, dans l'action des muscles qui ont été paralysés, une certaine faiblesse, une hésitation qui constitue une réelle infirmité. C'est alors qu'on pourra apprécier l'avantage des exercices gymnastiques. M. Triat m'a affirmé avoir rendu ainsi le mouvement à un grand nombre de paralytiques hémiplégiques, paraplégiques, etc., qu'il soumettait dans son gymnase à un véritable traitement, en leur faisant faire des séries d'exercices gradués et appropriés. Je ne doute pas que l'équitation n'agisse dans le même sens, en favorisant la circulation intime des centres nerveux et des nerfs, en activant la circulation dans les muscles en travail, en sollicitant, excitant, cimentant, pour ainsi parler, la réconciliation de la fibre nerveuse et du muscle ; en généralisant les mouvements, en les coordonnant et les précisant, il il est impossible qu'elle n'arrive à mettre en action des muscles qui restaient inactifs, et qu'elle ne leur rende finalement la force et la précision qu'ils avaient perdues. Elle devrait être efficace surtout dans ces hémiplégies et ces paraplégies où le mouvement n'aura pas été complétement aboli, dans celles où il sera en partie revenu, dans un grand nombre de paralysies partielles, quelques paralysies essentielles, la paralysie hystérique, et aussi d'une certaine façon dans la paralysie saturnine, en déterminant l'élimination du poison par les sueurs, et exigeant un certain travail des poignets. Dans celles au contraire qui sont liées au developpement d'une tumeur osseuse, qui suivront une marche progressive, c'est à d'autres agents qu'il faudra avoir recours.

Atrophie musculaire. — Les muscles paralysés, même

incomplétement privés de mouvements, sont fréquemment
le siége d'une altération dans le travail de la nutrition, et
conséquemment ils diminuent de volume, par la raréfaction
de la fibre musculaire : dans quelques cas le tissu fibreux
reste presque seul. L'embolie artérielle , la compression
d'une artère importante et en général toutes les causes qui
tendront à entraver la circulation dans les muscles, amène-
ront un semblable résultat. L'équitation, lorsquelle ne sera
pas formellement contre-indiquée par une inflammation, un
anevrysme, etc., pourra être tentée pour rétablir, s'il est
possible, la circulation dans la partie où elle manque, et
avec elle l'apport des matériaux nutritifs.

Dans le traitement de l'atrophie musculaire progressive,
dans celui de la dégénérescence graisseuse des muscles, elle
devra être d'un utile secours.

Rachitisme. — Le rachitisme est un arrêt dans le travail
de l'ossification (Broca); or tout ce qui pourra favoriser la
nutrition et l'assimilation devra être employé pour combattre cette maladie. L'équitation réclame ce privilége à
plus d'un titre ; nous savons déjà comment elle agit dans
l'accomplissement des phénomènes nutritifs, nous avons
vu avec quelle activité s'opère sous son influence la transformation des produits de la digestion en la substance de
nos tissus, nous avons vu ainsi se former l'osséine, nous
avons vu les matières minérales se fixer là où le besoin les
appelait, etc. Mais là ne se borne pas son action : elle stimule les fonctions digestives, et prépare une élaboration
plus parfaite ; en exigeant un travail des muscles, elle les
développe et nécessite une attache plus solide à la substance
des os, elle fortifie ces derniers ; car, chose remarquable,
les saillies osseuses sont d'autant plus considérables qu'elles
donnent attache à des muscles plus puissants, et lorsque
ceux-ci sont condamnés à l'inertie, dans certaines maladies
de l'enfance, les os s'arrêtent dans leur croissance (Gri-
solle).

L'ampliation thoracique qu'amène l'exercice du cheval lutte encore avantageusement contre la tendance qu'a

la poitrine à se rétrécir dans la maladie qui nous occupe. Elle agit aussi mécaniquement : tandis que le rachitisme incurve les fémurs de dedans en dehors, la contraction des adducteurs de la cuisse s'exerce en sens contraire, et peut arriver à redresser un membre tordu, ou tout au moins à opposer une certaine résistance à la déviation. De plus, elle procure aux malades cet exercice qui leur est si précieux et les soustrait en même temps à une des causes les plus puissantes de l'incurvation des membres inférieurs qui est la station debout.

Goutte. — Bien avant que nos connaissances physiologiques nous permissent de nous rendre compte de la façon dont l'équitation pouvait agir dans le traitement de la goutte, Sydenham en avait reconnu les bons effets, et le savant médecin de Londres nous en parle avec enthousiasme, expliquant à sa manière, par la coction et la dissipation des humeurs, l'influence que l'exercice peut avoir dans la guérison de cette maladie. Nous laisserons de côté ces idées qui ne sauraient plus avoir cours aujourd'hui, mais quelle que soit la théorie que l'on bâtisse, quelle que soit l'interprétation que l'on donne aux résultats, ceux-ci n'en n'existent pas moins, ils n'en sont pas moins exacts, et pour faire voir la confiance que Sydenham accordait à ce moyen, je ne croirais mieux faire que de citer ses propres paroles :

« ... Or, l'exercice pratiqué chaque jour et longtemps continué, prévient cet accident en dissipant par la transpiration l'humeur de la goutte ; et j'ai éprouvé moi-même que nonseulement il empêche la génération de la matière tophacée, mais encore il la ramollit et la résout, pourvu qu'elle n'ait pas détruit jusqu'à l'épiderme. Quant au genre d'exercice qu'il faut choisir, l'équitation est préférable à tous les autres, lorsque la personne n'est pas trop âgée et qu'elle n'a pas la pierre. Et certes, j'ai pensé qu'un homme qui connaîtrait un remède aussi efficace pour la goutte, et pour la plupart des maladies chroniques, qui est l'exercice du cheval longtemps continué, et qui voudrait en faire un secret, pourrait ainsi gagner beaucoup de bien... La plupart des goutteux ont un avantage, c'est que les richesses qui ont fourni matière à leurs débauches, et par là ont occasionné la goutte qui en provient, leur donnent les moyens de se faire traîner en carrosse et de pratiquer au moins cet exercice s'ils ne peuvent en pratiquer d'autres. »

Il résulterait des expériences de Sydenham que l'équitation pratiquée dans l'intervalle des attaques et continuée tous les jours est un remède souverain, parfaitement en accord d'ailleurs avec ce que la physiologie et la pathologie nous apprennent.

La goutte appelée encore diathèse urique, est essentiellement caractérisée par l'augmentation dans la production de l'acide urique. D'après Rayer, le sang des goutteux serait plus chargé d'acide urique, d'urates ou de leurs éléments, qu'à l'état normal. Ce sont ces substances qui se déposent dans les articulations, particulièrement cellesdes pieds (orteils) et des mains (doigts), qui constituent ces matières tophacées, seules lésions à peu près constantes que l'anatomie pathologique nous révèle dans cette affection. Or, l'équitation, avons-nous vu, à propos de la composition des urines, en activant les combustions, en les rendant plus complètes, diminue la proportion de l'acide urique, c'est-à-dire qu'elle met l'économie dans des conditions contraires au développement de la maladie. La conséquence sera l'éloignement des attaques d'abord, et enfin leur suppression peut-être.

Mais la goutte ne se borne pas, le plus souvent, à ces manifestations locales ; sans parler de la goutte abarticulaire, de la goutte rétrocédée, etc., dans lesquelles l'équitation peut être aussi d'un précieux emploi, elle s'accompagne souvent de névralgies, hémiplégies et paralysies nerveuses, coliques intestinales, coliques néphrétiques, dyspepsies, etc., toutes affections nerveuses dont rend parfaitement compte la présence de l'acide urique dans le sang, par les modifications qu'il apporte dans la nutrition des nerfs et dans l'accomplissement de leurs fonctions. Faisons remarquer, toutefois, que les coliques néphrétiques sont plutôt déterminées par le passage de calculs d'acide urique dans les uretères.

L'équitation ne saurait qu'être utile pour prévenir ces accidents, en empêchant la formation en excès de l'acide urique ; elle peut encore débarrasser le sang de ce produit lorsqu'il s'y trouve, en le suroxydant, ou tout au moins en l'éliminant par les sueurs. Mais ceux-là surtout retireront un avantage précieux de cet exercice, qui adonnés aux plaisirs de la table, auront été avertis par des antécédents, ou une constitution spéciale qui n'est souvent qu'un triste héritage de famille.

L'activité qu'acquiert la circulation au moyen de l'exercice du cheval, contribue peut-être aussi à contrarier la formation de ces dépôts sédimenteux dans les articulations, mais en tout cas, elle contre-indique son emploi dans le paroxysme des accès, qui se fait surtout remarquer par la douleur et la turgescence des parties malades.

Maladies du sang et de l'appareil circulatoire.

Anémie. — Ce que nous avons dit de l'augmentation et de la diminution des globules du sang, à propos de leur nutrition, nous dispense d'entrer ici dans de longs détails.

L'application de l'équitation au traitement de l'anémie est la conséquence naturelle de notre physiologie, et ce fait est d'expérience pratique, que l'exerciee et le grand air associés à une nourriture substantielle, sont les meilleurs médicaments dont on doive user en pareil cas.

Hémorrhagies. — L'aglobulie et la défibrination du sang prédisposent à ces sortes d'hémorrhagies qu'on nomme passives, qui supposent nécessairement une altération dans la structure des vaisseaux, et dans lesquelles le sang devenu trop fluide semble filtrer au travers des tissus. Nous savons comment l'équitation peut prévenir un pareil état, en s'adressant à la nutrition. C'est encore pour la même raison qu'on doit l'opposer, quand cela est possible, aux influences délétères, au milieu desquelles se développent les affections scorbutiques.

Insuffisance mitrale. — Lorsque les préparations ferrugineuses, une nourriture riche en albumine et autres substances protéiques, donnent de grands et brillants résultats (Niemeyer), n'est-il pas possible d'admettre que l'équitation aussi exerce une heureuse influence sur cette triste maladie ? D'autre part, la physiologie ne condamne pas son emploi, car un des premiers effets qu'elle produit sur le cœur est l'accélération de ses mouvements, qui lui permet d'envoyer une plus grande quantité de sang dans l'aorte en un temps donné ; cette activité du cœur est de nature à favoriser l'hypertrophie et peut-être aussi la dilatation du ventricule gauche, toutes conditions qui lui permettront de lutter contre la déplétion des artères, conséquence de la lésion valvulaire. En même temps, l'augmentation de la circulation périphérique en diminuant la tension dans les artères de la grande circulation, sollicitera d'une façon moins énergique la force élastique de leurs parois, et la régurgitation dans le ventricule sera moindre. Plus tard, si ces modifications n'ont pas suffi à rétablir l'équilibre de la circulation, lorsque l'hypertrophie compensatrice du ventricule droit se sera établie, lorsqu'il y aura surabondance de sang dans les vaisseaux de la petite circulation, l'ampliation thoracique ne peut-elle pas concourir à faire disparaître, en partie au moins, les accidents de dyspnée, en étendant la surface vasculaire du poumon ? et d'ailleurs l'accélération des battements du cœur permettra au sang contenu dans les vaisseaux pulmonaires de s'écouler plus facilement, elle diminuera ainsi la stase sanguine dans la petite circulation. Enfin, elle s'oppose à l'appauvrissement du sang qui résulte des troubles apportés à la circulation, et par là tend à éloigner ces hydropisies, terme ultime de l'affection qui nous occupe.

5

Notons que le ralentissement de la circulation par la digitale, dans l'insuffisance mitrale, ne donne le plus souvent que de mauvais résultats (Niemeyer), en sera-t-il ainsi de son accélération ? Nous ne le pensons pas ; mais c'est au début tout à fait de la maladie qu'il faudra intervenir, si on veut avoir chance d'obtenir quelque résultat.

Ces aperçus purement théoriques et que je ne saurais appuyer d'aucune expérience pratique, souffriront de grandes difficultés dans l'application ; il sera d'abord de toute nécessité de bien établir le diagnostic de l'affection mitrale, de bien séparer la maladie de toutes celles avec lesquelles on pourrait la confondre ou bien elle pourrait coexister ; il faudra bien étudier les contr'indications, marcher avec prudence, suivre le malade pas à pas, et changer le traitement si ses effets sont plus nuisibles qu'utiles.

Fièvre intermittente. — Les accès de la fièvre intermittente débutent d'ordinaire par le stade de froid, dans lequel il y a contraction des vaisseaux périphériques ; au bout d'un nombre variable d'accès qui ne dépasse guère trois ou quatre, la fièvre est réglée, on peut prévoir le jour et même l'heure, à peu de chose près, où le frisson va venir ; c'est le moment d'agir. Une heure ou une demi-heure auparavant, on monte à cheval, on fait une longue course au trot, on se livre à un violent exercice ; par ce moyen, les combustions sont fort activées, la température du sang s'est élevée, et il se porte en abondance à la périphérie. Si la température est douce, comme elle l'est souvent à l'automne, époque à laquelle se montrent de préférence ces sortes de fièvres, l'effet est plus sûrement obtenu. C'est alors que l'influence morbifique qui agit en excitant les vaso-moteurs pour amener la contraction des vaisseaux, est vaincue par l'état paralytique et l'insensibilité auxquels sont réduits ces mêmes nerfs, et reste sans effet sur l'organisme. Il est prudent, toutefois, de ne pas cesser l'exercice immédiatement après que l'heure de l'accès est passée, parce que, sous l'influence du traitement, celui-ci a pu être retardé seulement, et il arrivera alors que la circulation périphérique deviendra moins active ; pour éviter ce contre-temps, il est bon de poursuivre et de se livrer encore une heure ou deux au moins, à une gymnasque assez violente. On obtiendra ainsi un succès relatif, on dérangera la fièvre, on détruira sa périodicité, et c'est en continuant et en répétant les épreuves, qu'on parviendra à éloigner les accès et à les faire disparaître tout à fait.

Le sulfate de quinine, dont l'action est si puissante dans ces fièvres, ne procède pas autrement, en insensibilisant les centres nerveux contre l'excitation miasmatique ; la réaction qui suit les affusions froides et les douches, dont on ne saurait nier l'efficacité en pareil cas, ne concourt au même but qu'en paralysant les vaso-mateurs. C'est, d'ailleurs des principes qui régissent l'hydrothérapie que je suis parti pour formuler mon traitement des fièvres intermittentes par l'équitation. Plusieurs auteurs lui reconnaissent bien cette propriété, mais ils n'entrent dans aucun détail.

N'est-il pas possible encore qu'en changeant les conditions d'existence, en fournissant un exercice inaccoutumé, en modifiant le jeu des fonctions, en régularisant les phénomènes d'innervation, en permettant aux poumons de respirer un air nouveau, plus pur, plus vif et débarrassé souvent des miasmes, cause de l'infection, l'équitation contribue, au même titre que le changement de climats, les voyages, etc., à faire disparaître les accès de fièvre ?

Les fièvres invétérées, les fièvres pernicieuses, celles dont les symptômes acquièrent tout d'un coup une grande gravité, réclament une médication plus énergique et plus prompte.

Maladies de l'appareil respiratoire.

Phthisie pulmonaire. — Si l'on remonte aux causes de cette affection, la plus meurtrière de celles qui déciment l'espèce humaine, on se convaincra facilement qu'il n'en est pas de plus active, après l'hérédité, que l'insuffisance d'air atmosphérique et l'absence d'insolation, une alimentation irrationnelle ou de mauvaise qualité, le défaut d'exercice, les excès, de quelque nature qu'ils soient, et, parmi les causes morales, les passions tristes, les grands chagrins, etc. (Hérard et Cornil). Sous l'influence de ces causes, le corps s'use, l'organisme se mine; il en résulte la délibitation et une certaine dépression de toutes les forces de l'individu. Cet effet se fait surtout remarquer dans nos grandes villes, où la misère qui souffre, la richesse qui s'ennuie, l'enfance qui s'étiole, sont autant de terrains précoces où se développent les tubercules. Quant à leur genèse, qu'ils proviennent d'éléments nouveaux ou préexistants déjà, qu'ils naissent d'un blastème ou de la segmentation et de la prolifération cellulaire, etc., toutes ces questions n'ont pas encore été jugées, aussi laisseronsnous à d'autres le soin de les résoudre.

Une fois implantée dans le poumon, l'épine tuberculeuse en modifie la nutrition et en altère la fonction. Il peut arriver cependant que les tubercules aient envahi le parenchyme pulmonaire, sans qu'ils semblent révéler leur présence par aucun trouble, aucun signe; quelques auteurs ont voulu généraliser ce fait; mais, pour nous, il ne saurait être qu'une exception, et un examen attentif peut souvent révéler des symptômes auxquels le malade ne prêtait pas la moindre attention, et qui sont d'une grande valeur pour l'avenir. Je ne crois pas qu'il soit au monde un médicament capable d'arrêter le développement des tubercules et de les empêcher de passer par les différentes phases de leurs transformations; ils suivent une marche fatale, ils accomplissent leurs métamorphoses malgré toute intervention, depuis leur naissance jusqu'à leur dernier terme, soit qu'ils tendent à la crétification, soit qu'ils s'ulcèrent, se cicatrisent. S'ils ne sont qu'en petit nombre et peu volumineux, s'ils ne déterminent pas des lésions très-étendues dans les tissus au milieu desquels ils se développent; si par les altérations qu'ils amènent, ils n'entravent pas d'une façon bien sérieuse les fonctions des poumons, l'économie n'en est pas très-incommodée, et le malade peut guérir. Mais il n'en est pas toujours ainsi ; trop souvent une région tout entière, tantôt dans un poumon seul, tantôt dans les deux, soit simultanément, soit successivement, est envahie par les tubercules, cette partie en est comme farcie ; là, ils suivent leur évolution et passent par les différents états qui les caractérisent ; autour d'eux, le tissu pulmonaire est altéré dans sa constitution, d'autant plus, en général, que les tubercules sont plus nombreux et pressés ; les artères bronchiques sont dilatées et gorgées de sang ; les artères pulmonaires, au contraire, comprimées, se rétrécissent et s'oblitèrent ; les vésicules pulmonaires deviennent imperméables, elles ne sont plus accessibles au sang qui vient du ventricule droit et à l'air qui arrive du dehors pour les régénérer ; elles ne concourent plus aux phénomènes d'hématose. De plus, la dilatation des artères, bronchiques développe dans le poumon des signes d'hyperémie congestive, et parfois aussi une véritable inflammation ; mais cette forme d'inflammation a une marche beaucoup moins aiguë que la forme inflammatoire franche des maladies de cet organe.

L'intensité des symptômes (dyspnée, toux, hémoptysie, fièvre, etc.) est, d'ailleurs, en rapport avec l'étendue et la gravité de ces lésions secondaires (le tubercule étant considéré comme lésion primitive). Puis les tubercules, après avoir subi une série de transformations, arrivent à la période de cicatrisation, qui est le terme le plus fréquent de leurs métamorphoses ; alors leur rôle est joué, leur carrière est finie, le tissu voisin s'indure et restera toujours un tissu inerte. La maladie semble s'arrêter là pour quelque temps ; une rémission a lieu, dont la durée peut être très-variable ; alors la santé revient petit à petit, mais sans s'affermir complétement, la dyspnée et la toux, qui sont les symptômes dominants, diminuent sensiblement ; mais bientôt un autre point du poumon est envahi par les tubercules, et les mêmes accidents reparaissent.

C'est ainsi qu'après plusieurs poussées successives, la surface perméable des poumons se trouve considérablement réduite ; il est facile, dès lors, de concevoir les troubles sérieux qui en résultent pour la nutrition générale. La proportion d'oxygène absorbé est beaucoup moins considérable, la quantité de sang régénéré est infiniment plus petite, les combustions internes deviennent bien moins actives, en même temps l'appétit est nul, l'aliment réparateur devient insuffisant, le chiffre des globules descend, et la masse totale du sang diminue ; sa richesse en principes assimilables n'est plus en rapport avec les besoins de réparation, et le corps se consume en dépensant sa propre substance pour subvenir aux frais des combustions. C'est cet état de langueur des actes respiratoires, digestifs et nutritifs qui caractérise la cachexie tuberculeuse, et plus tard, quand les autres fonctions auront pris part au ralentissement général, quand l'amaigrissement aura atteint ses dernières limites, quand véritables cadavres errants, exsangues, haletants, ils en seront arrivés au dernier degré du marasme, les phtisiques s'éteindront : leur vie est une asphyxie lente dont la mort est le terme.

Telle est la marche que suit en général la phthisie commune ou phthisie granuleuse partielle à forme essentiellement chronique ; mais la diathèse tuberculeuse revêt parfois une forme inflammatoire qui en précipite l'issue ; parfois aussi les tubercules envahissent les poumons dans toute leur étendue, les symptômes inflammatoires acquièrent une intensité beaucoup plus considérable. On observe alors ces phthisies granuleuses généralisées, ces phthisies aiguës, ces phthisies galopantes, qui sont rapidement mortelles, et qui suivent fatalement leur cours, en dépit des efforts de l'art. Il peut n'en être pas ainsi pour la forme chronique, celle dont nous venons de faire l'histoire, aussi le médecin ne doit-il pas rester simple spectateur des ravages de la maladie, sans tenter au moins de les arrêter. Sous ce rapport, l'équitation peut, je crois, rendre de grands services, non pas en s'attaquant au tubercule lui-même,

mais en s'adressant à l'organisme, en répondant à ses besoins et en assurant ses fonctions menacées.

Lorsque des antécédents de famille, une constitution
faible, un tempérament lymphatique, certains signes spéciaux, pourront faire craindre pour la poitrine, il faudra faire
pratiquer, dès l'enfance, l'exercice du cheval, non pas
comme une pure distraction, mais on le fera entrer dans
es habitudes, on lui fera tenir une large place dans l'éducation. L'exercice devra être journalier, de plusieurs heures,
et suffisamment rude ; l'enfant réparera ses forces par une
nourriture riche et substantielle, et bientôt l'expérience
qu'il aura acquise lui permettra de fournir de longues
courses sans éprouver la moindre fatigue. Par ce moyen,
on ranimera le jeu des fonctions, la nutrition se fera largement, la poitrine se dilatera, et l'enfant ne tardera pas à
avoir une forte constitution et à jouir d'une robuste santé :
on l'aura mis ainsi dans des conditions absolument oppo-
sées à celles dans lesquelles se développent les tubercules.

C'est surtout à l'époque de la puberté qu'il importe de
surveiller l'éducation physique, et à ce propos laissons
parler un des auteurs qui ont le mieux étudié la question
des phthisiques, dans ces derniers temps : « C'est pour les
jeunes gens le moment où s'éveille le sens génésique avec
toute sa fougue et quelquefois ses excès, c'est pour les
jeunes filles l'époque où s'établit une fonction nouvelle, et
où les congestions viscérales remplacent souvent l'établissement difficile des premières manifestations menstruelles. »
(Hérard et Cornil.) Nous étudierons plus tard l'heureuse
influence qu'exerce l'équitation sur ces fonctions dans les
deux sexes, cependant disons tout de suite qu'elle oppose
un frein aux désirs immodérés des jeunes gens et favorise
l'établissement des règles chez les jeunes filles : elle éloigne
par là une des causes les plus puissantes de la manifestation tuberculeuse.

Mais il ne nous est pas toujours donné de prévoir le mal,
et celui-ci surprend souvent au milieu de la santé en apparence la plus parfaite : là encore l'équitation pourra inter-

venir utilement. Elle diminue la tension artérielle, et par conséquent diminue l'hyperémie bronchique qui donne lieu aux hémoptysies, un des premiers symptômes qui accusent la présence des tubercules. Quelques auteurs reconnaissent au tartre stibié une propriété décongestionnante des organes thoraciques, par les secousses qu'il leur imprime dans les efforts du vomissement ; s'il en est ainsi, les secousses du cheval doivent agir bien plus activement encore, car elles sont bien plus multipliées. L'équitation favorise encore, comme nous l'avons vu, la circulation dans les capillaires qui naissent de l'artère pulmonaire, les tonifie et les fait réagir plus énergiquement contre la cause qui tend à les oblitérer ; elle nécessite des efforts d'inspiration plus considérables, met en activité un plus grand nombre de vésicules pulmonaires, les déplisse plus largement, s'il m'est permis de m'exprimer ainsi, et les fait résister à l'invasion incessante des produits pathologiques qui tend à les réduire à un rôle passif. Mais, n'eût-elle pas cette action toute locale sur les vésicules pulmonaires, dont, pour ma part, je ne doute pas, l'équitation en aurait une bien spéciale sur l'ensemble des phénomènes respiratoires, par l'exagération des mouvements du thorax et l'augmentation de sa cavité : en faisant pénétrer dans le poumon une quantité d'air plus considérable, en étendant la surface de contact de l'air avec le sang, elle favorise l'hématose et établit des phénomènes compensateurs des lésions produites par les tubercules ; elle lutte avec avantage contre la déformation et l'abaissement des côtes qu'on remarque chez la plupart des phthisiques, et détermine l'ampliation thoracique, surtout par l'activité qu'elle donne au système musculaire en général (Woillez), et la contraction des muscles du thorax en particulier, qui chez ces malades devient languissante ; elle entretient la nutrition, stimule l'appétit, active les actes de la digestion, et si le malade ne se fait pas illusion sur un mieux qui ne saurait être que temporaire, et consent à continuer l'exercice dans la mesure que nous avons indiquée, il ne lui sera vraisemblablement pas im possible de refaire sa constitution et d'éloigner, pour un temps, pour toujours peut-être, ces nouvelles poussées qui sont d'autant plus funestes, qu'elles deviennent plus nombreuses et plus rapprochées.

Il n'est pas jusqu'au marasme qu'elle ne puisse heureusement modifier; j'ai vu un de mes pauvres camarades, arrivé à la dernière période de la phthisie, demander à l'équitation un soulagement qu'il ne pouvait trouver ailleurs : lorsqu'il était à cheval, il sentait sa poitrine se dilater, il aspirait l'air avec bonheur, il lui semblait qu'on enlevait le poids qui l'oppressait; pendant quelque temps il ressentit un mieux réel, sa position paraissait devoir s'améliorer, et ce bien-être il le devait à cet exercice qu'il n'avait pratiqué d'abord que dans le but de se distraire ; mais une nouvelle poussée vint, avec un ensemble de symptòmes tels qu'il ne put continuer ses promenades à cheval, il succomba... Que n'avait-il commencé plus tòt !

Saucerotte (prix de l'Académie de médecine en 1765) nous cite l'observation d'un soldat qu'il eut à soigner, et qui avait une plaie pénétrante de poitrine causée par un coup d'épée ; il ne se remit pas complétement, et le chirurgien crut découvrir chez son malade les signes d'une tuberculose avancée ; il lui fit pratiquer l'exercice du cheval, et au bout d'un certain temps le malade guérit.

S'il faut en croire l'histoire, Herolicus, le maître d'Hippocrate, se serait guéri, au moyen du cheval, d'une maladie de consomption dont les symptòmes se rapprochent beaucoup de ceux de la phthisie.

Stahl, Méad, Baglivi, Fernel, Morthon, Barthez, Baumes, etc., ont vanté tour à tour l'équitation employée dans le traitement de la phthisie, mais aucun de ses apologistes ne lui a donné des éloges aussi pompeux que Sydenham «....De tous les moyens de guérir la phthisie, dit-il, il n'en est point qui égale l'exercice du cheval continué tous les jours. Les malades qui choisissent ce moyen de guérison n'ont plus besoin d'être asservis à aucun régime particulier, et ils peuvent boire et manger de tout ce qui leur plaît, parce que cet exercice leur tient lieu de tout… J'ose affirmer que le mercure n'est pas plus efficace dans la guérison de la vérole, ni le quinquina pour la guérison des fièvres intermittentes que l'exercice du cheval pour la phthisie… Quelques-uns de mes parents, qui étaient atteints de cette maladie, ont été guéris en continuant cet exercice par mon conseil ; car je savais certainement que tout autre remède, quelque précieux qu'il fût, et toute autre méthode ne leur aurait servi de rien. » Il est à regretter que le savant praticien de Londres ne nous ait pas laissé quelques observations détaillées de ces faits.

Bronchite aigue légère. — «… Notre expérience d'enfance est là pour prouver l'efficacité du précepte ; en effet, à l'âge heureux des plaisirs, emporté par la fougue de la jeunesse, qui n'a vu disparaître après un exercice violent une affection bronchique, dont les frissons, les douleurs contusives des lombes et des membres, l'anorexie, la céphalalgie avaient marqué l'invasion?» (Cabin Saint-Marcel.) Un pareil effet pourrait sans doute être obtenu par l'exercice du cheval amenant une sueur abondante.

Bronchite chronique. — L'équitation, en favorisant l'expectoration et l'expulsion des mucosités qui encombrent les bronches, en faisant arriver l'air jusqu'aux vésicules pulmonaires, peut exercer une heureuse influence sur la bronchite chronique, et il n'est pas impossible qu'elle amène la guérison de cette maladie incommode qui n'est certes pas exempte de gravité.

Asthme. — Trousseau, dans sa clinique, nous cite le cas d'un monsieur qui, lorsqu'il sentait venir un accès d'asthme, faisait seller son cheval et partait au galop contre le vent : cette pratique suffisait pour éloigner l'accès.

Maladies du système nerveux.

Lorsqu'on se livre à l'étude de cette classe de maladies qu'on est convenu d'appeler névroses, une chose frappe tout d'abord, c'est le vague qui entoure la connaissance des faits qui leur sont relatifs, la grande variété de formes qu'elles affectent, la complexité des causes qui les déterminent, et l'ignorance presque absolue où l'on est des lésions qui les accompagnent; mais ce que l'on ne saurait mettre en doute, c'est l'altération dans la quantité ou la qualité du sang, qu'il est le plus souvent donné d'observer concurremment avec les troubles de l'innervation. Nous avons établi dans notre physiologie les rapports intimes qui existent entre ces deux fonctions, la circulation et l'innervation; nous avons montré comment de l'intégrité de l'une dépendait l'intégrité de l'autre; nous avons fait voir que le sang ne se comportait pas dans le tissu nerveux autrement que dans les autres tissus de l'organisme; devons-nous donc être surpris, d'après cela, si dans l'état pathologique les troubles de l'une de ces fonctions retentissent sur l'autre? Nous devrions plutôt être étonnés qu'il en fût autrement. Le tissu nerveux possède un réseau vasculaire, il reçoit du sang artériel, des combustions s'accomplissent dans sa trame, il assimile et se répare tout comme les autres tissus; comme eux aussi, il est susceptible d'éprouver une altération matérielle qui variera suivant les conditions dans lesquelles s'exécutera la circulation : il pourra être hyperémié ou anémié, la nutrition pourra y être insuffisante : alors, « les conditions dans lesquelles l'innervation s'accomplit sont matériellement différentes des conditions physiologiques. » (Axenfeld). On le voit, pour nous, un grand nombre de névroses reconnaissent pour cause une altération préalable dans la qualité du sang ou une perturbation dans l'accomplissement des phénomènes circulatoires. Il en est d'autres, et en particulier les affections nerveuses de l'estomac, qui peuvent être déterminées par des causes étrangères et amener consécutivement l'appauvrissement du sang par la gène apportée à l'accomplissement d'une autre fonction importante, telle que l'acte de la digestion et de la nutrition générale.

Quoi qu'il en soit, l'altération du sang, qu'elle soit cause ou effet, est la lésion que l'on est à même de constater le plus généralement et de la façon la plus constante, dans le cours des névroses, si tant est qu'on puisse appeler lésion cet état du liquide nourricier qui est caractérisé par la diminution des globules et souvent aussi de la masse totale du sang, en même temps que par un trouble dans ses fonctions. Cette idée toute physiologique trouve d'ailleurs sa consécration dans l'expérience, et il est universellement reconnu que le tempérament lymphatique, la vie sédentaire, l'inaction, les émotions vives, les chagrins profonds, en un mot, tout ce qui peut déterminer l'appauvrissement du sang ou entraver sa fonction prédispose à la manifestation nerveuse, qu'on l'appelle nervosisme, éréthisme nerveux, prédominance du système nerveux, etc. La thérapeutique du système nerveux est tout entière contenue dans ce vieil adage : *Sanguis moderator nervorum.* C'est donc en régénérant le sang, en favorisant les phénomènes de nutrition, en rétablissant l'équilibre dans les actes de la circulation, que l'équitation exercera une heureuse influence sur les maladies du système nerveux, en général. Bien longtemps avant qu'aucune donnée physiologique précise ait pu nous suggérer de semblables réflexions, avant que les résultats obtenus par le fer et les réconstituants soient venus corroborer notre manière de voir, Antyllus avait établi ce fait en disant : *Equitatio sensuum instrumenta purgat eaque reddit acutiora.*

Toutefois, nous ne voulons pas dire que toutes les affections nerveuses guériront par l'exercice du cheval, nous entendons seulement le recommander particulièrement dans celles qui s'accompagneront d'une altération du sang ou d'un vice évident dans sa circulation. Nous nous bornerons ici à traiter celles des névroses dans lesquelles nous lui reconnaissons une action plus spéciale.

Névralgies. — Les névralgies sont le plus souvent liées à l'anémie ou à la chlorose, et sont pour cela considérées comme symptomatiques de ces maladies ; elles s'observent encore dans le cours de certaines convalescences, quand le sujet a été profondément anémié ; elles reconnaissent alors les mêmes causes que précédemment, et leur traitement se confond avec celui des affections qui ont été leur point de départ. Quant à ce qui est des névralgies dites essentielles, je serai moins affirmatif à leur égard.

Anesthésie. — L'anesthésie n'est la plupart du temps qu'un symptôme, soit qu'elle se rencontre dans une paralysie du mouvement dépendant d'une lésion des centres nerveux, soit qu'elle se produise dans l'hystérie, la folie, etc., ou bien qu'elle soit le résultat d'un empoisonnement par le plomb, le sulfure de carbone, l'éther, le chloroforme, etc. ; comme pour les névralgies, on s'attaquera à la cause qui l'a produite. L'équitation pourra aussi modifier l'anesthésie idiopathique en favorisant la circulation et la nutrition dans la partie affectée en rétablissant le conflit nervoso-sanguin.

Chorée (danse de Saint-Guy). — « La pathogénie de la chorée est fort obscure. Les recherches anatomiques faites jusqu'à présent et l'analyse des symptômes ne fournissent rien de positif, à telles enseignes que l'on ignore même le point de départ de l'excitation anormale des nerfs moteurs dans la chorée » (Niemeyer). Cette impossibilité presque absolue où l'on est de trouver des lésions caractéristiques de la maladie qui nous occupe, nous fait un devoir de chercher ailleurs la raison des bons effets de l'équitation sur les malades qui en sont atteints : ce sont les conditions étiologiques dans lesquelles elle se présente qui nous serviront en cette circonstance.

Elle se montre surtout depuis la seconde dentition jusqu'à la puberté. Plus fréquente de beaucoup chez les jeunes filles que chez les garçons, elle est souvent liée aux
difficultés de la menstruation (Bouteille), et elle atteint de
préférence les enfants d'un tempérament nerveux et d'une
constitution délicate ; peut-être quelques-uns y sont-ils
prédisposés par l'hérédité (Tardieu). L'onanisme, des pertes séminales, des excès, de quelque nature qu'ils soient,
une perte de sang (Andral), l'anémie, une peur subite, un
coup sur la tête, des vers intestinaux (Stahl) peuvent directement produire la chorée. Enfin , on peut la voir compliquer des états physiologiques particuliers, comme la grossesse ; ou des états pathologiques, tels que l'hystérie, la
chlorose, la diathèse rhumatismale (G. Sée, Trousseau). Il
est évident que l'exercice du cheval n'agira pas de la même
manière dans tous les cas de chorée, selon qu'ils reconnaî-
tront pour cause l'établissement des premières règles, ou
bien la diathèse rhumatismale : il pourra être très-efficace
dans le premier cas, et parfaitement inutile dans le second,
souvent même nuisible. Ce sera surtout en combattant les
influences mauvaises de l'anémie et de la chlorose, en modifiant l'état du sang , en affaiblissant le nervosisme et en
facilitant l'écoulement menstruel qu'il fera disparaître les
accidents de la chorée. Peut-être encore l'équitation agit-
elle directement sur les agents du mouvement en exigeant
la coordination de tous les actes musculaires et en leur
rendant la précision qui semble leur faire défaut ; mais ce
qu'on ne saurait lui refuser, c'est l'influence qu'elle exerce
sur le moral, fait important dans la thérapeutique des
troubles psychiques, et dont nous parlerons plus en détail
lorsque nous traiterons des maladies où il est plus spécialement affecté. Le moment où le malade pratiquera l'équitation n'est pas indifférent : au début, alors que les désordres sont encore légers et que les troubles de la motilité
n'ont pas acquis la gravité qu'ils auront plus tard, l'exercice du cheval est facile , et il pourra suffire pour enrayer
les progrès du mal et rétablir l'harmonie dans les mouve-

ments ; plus tard, il en sera autrement, car l'agitation perpétuelle des choréiques, l'incohérence, l'irrégularité des
contractions musculaires rendront très-difficile la position
à cheval : néanmoins, à cette époque même, il n'est pas impossible d'obtenir la guérison. M. Pellier père m'a plus
d'une fois raconté le fait suivant, qui justifie parfaitement
la confiance que nous lui accordons. Un jeune enfant,
d'une dizaine d'années, atteint d'une chorée qui, jusque-là,
était restée rebelle à tous les traitements qu'on avait pu lui
opposer, est amené dans son manége, d'après les conseils
du médecin de la famille ; on l'attache sur un cheval qu'un
homme conduit à la bride, en lui faisant prendre alternativement le pas et le trot ; l'enfant se cramponne à l'animal
et tout en se livrant à une gymnastique désordonnée qui
eût causé infailliblement sa chute s'il n'avait été retenu par
des liens solides, il subit cet exercice pendant vingt minutes
environ ; deux jours après on recommença, et, ainsi cinq
ou six fois, en augmentant chaque fois un peu la durée du
travail : jusque-là aucun changement notable ne s'était
produit dans la maladie, quand, après le sixième exercice,
l'enfant est pris de convulsions qui affectent principalement la forme tonique ; le petit malade reste accroupi dans
une position qui rappelle un peu celle du fœtus dans la cavité utérine, ou bien encore l'emprosthotonos dans les contractions tétaniques ; il était plongé en même temps dans
une prostration absolue ; cet état dura vingt-quatre heures à peu près, au bout desquelles il sortit peu à peu de
son insensibilité : les mouvements n'étaient plus aussi incohérents, et, au bout de quelque temps, l'enfant était complétement guéri. Un fait analogue s'est passé dans le manége de M. J. Pellier fils, mais cette fois, la guérison n'a
pas été précédée de convulsions ; elle s'est opérée successivement, et après une année de traitement, il n'y avait plus
trace de désordre dans les mouvements du jeune homme.

Quelques auteurs ont vanté la gymnastique, la natation,
et en général les exercices du corps dans le traitement de
la chorée ; l'équitation peut être aussi bien employée, et je

ne pense pas qu'elle donne des résultats moins satisfaisants.

Ataxie locomotrice. — En agissant sur les phénomènes de nutrition peut-être l'équitation enrayerait-elle la sclérose de la moelle, de la manière que nous savons, mais en tous cas elle combattrait efficacement l'action d'un grand nombre des causes qui y prédisposent : dyscrasie, hystérie, excès vénériens, chagrins profonds, impressions morales vives, etc.

Épilepsie. — Cette triste maladie semble être causée par une hyperémie des vaisseaux du bulbe; je me propose seulement ici d'appeler l'attention sur la relation fréquente qui existe entre cette congestion du bulbe et la suppression du flux hémorrhoïdal. Ce fait est consigné dans un grand nombre d'observations que possède M. le Dr Moissenet ; or, s'il est vrai que l'équitation favorise le développement des hémorrhoïdes et les fait saigner, elle pourrait guérir le mal en faisant disparaître la cause. Mais je n'insiste pas davantage sur cette question, à cause du danger évident que présente l'exercice du cheval pour un épileptique.

Hystérie. — « La théorie la plus admissible de l'hystérie, théorie à laquelle Hasse se rallie également, est celle qui admet pour base de la maladie un trouble de la nutrition du système nerveux dans sa totalité, aussi bien dans l'appareil central que dans l'appareil périphérique » (Niemeyer.) Il suffit de jeter un regard sur les conditions étiologiques au milieu desquelles se développe l'hystérie pour se convaincre de tout ce qu'il y a de vrai dans la propositisn énoncée par le savant professeur de l'université de Tubingue; en effet, elle vient le plus souvent compliquer les accidents de chlorose; elle éclate en général au milieu des difficultés de l'établissement des premières règles, elle affecte de préférence les tempéraments lymphatiques, les personnes qui mènent une vie sédentaire; elle se manifeste, en un mot, chez les femmes dont la nutrition générale est altérée. On a prétendu longtemps que l'hystérie avait comme point de départ les nerfs des organes génitaux ; mais, s'il est vrai que l'époque menstruelle, une lésion ou une tumeur utérine, etc., sont souvent la cause de troubles profonds de l'innervation, il ne faut pas, comme on l'a fait, attribuer cet état nerveux exclusivement aux affections des organes génitaux. Niemeyer partage entièrement l'avis de Hasse lorsqu'il signale l'action des influences psychiques dans la production de l'hystérie : « Il est bien permis de supposer que des troubles d'innervation durables, et des altérations de texture du système nerveux, puissent se développer à la suite des émotions psychiques permanentes qu'éprouve une femme qui se trouve trompée dans son attente, qui voit renversé son plan d'avenir, qui se figure qu'elle a manqué sa vocation, et qui sous la pression de ce sentiment et d'autres analogues, n'est plus en état de relever son moral et de donner un autre cours à ses idées..... L'hystérie, aussi bien qu'elle dérive souvent d'un mariage avec un homme impuissant, peut avoir sa source dans le sentiment vague ou dans la pleine connaissance d'une existence manquée ; les effets décourageants de cette conviction se font sentir lorsque l'union contractée ne répond pas à des besoins du cœur qu'une femme est en droit d'éprouver, ni peut-être aux prétentions sentimentales et à l'idéal fantastique d'une imagination faussée. »

L'hystérie est loin d'être une névrose bien définie, toujours identique à elle-même : véritable protée, elle revêt toutes les formes et se présente sous les aspects les plus variés, depuis le simple état nerveux jusqu'aux convulsions les plus épouvantables et au marasme le plus affreux, avec perversion de tous les sens ; toutefois les désordres qu'elle produit peuvent se ramener à deux types, et l'on décrit deux formes de l'hystérie : l'une, la forme vaporeuse (nervosisme de Bouchut), est le plus souvent liée aux accidents de la chlorose et affecte spécialement les femmes d'une constitution faible et délicate ; l'autre, la forme convulsive est plutôt le résultat des troubles de l'ordre psychique et se rencontre aussi bien chez des femmes d'un sang riche et dont la santé jusque-là n'avait souffert aucune atteinte.

L'équitation est également applicable dans les deux cas, mais on la dirigera différemment et on consultera avant tout l'état physique et intellectuel des malades : elle sera tonique, fortifiante, reconstituante lorsqu'on traitera des sujets affaiblis ou chlorotiques ; on la fera agir comme emménagogue dans le cas où la maladie reconnaîtrait pour cause la dysménorrhée ; enfin, dans les manifestations psychiques il sera bon surtout de s'adresser au moral, de développer chez la malade le goût du cheval, de la consulter dans le choix de sa monture, de lui faire faire des promenades agréables, de la distraire, d'occuper son esprit, pour la détourner des pensées qui l'assiégent et donner un autre cours à ses idées ; je ne doute pas qu'un semblable traitement, sagement conduit, ne donne les meilleurs résultats.

Hypochondrie. — S'il est une maladie dans le traitement de laquelle l'équitation peut donner des résultats surprenants et inattendus, c'est à coup sûr l'hypochondrie. Née sous l'empire de troubles de la nutrition de l'organe qui est le centre de toute activité psychique (Niemeyer), elle atteint profondément le moral et constitue une véritable lypémanie. Toutes les causes débilitantes, les excès vénériens, l'onanisme, les troubles de la digestion, le manque d'air frais, comme aussi une vie inactive, le dégoût des jouissances, l'ennui prolongé causé par les déceptions, des spéculations manquées, une vie mal employée, etc. (Niemeyer), semblent prédisposer particulièrement à cette maladie, qui est souvent déterminée par un état pathologique réel, dans lequel l'imagination malade exagère les souffrances et en enfante de nouvelles (Tardieu). L'hypochondrie vient souvent agir comme complication dans le cours de certaines affections abdominales chroniques, de quelques états morbides des organes génito-urinaires : la blennorhagie, la cystite chronique ; dans des maladies générales,

comme la syphilis. Rebelle la plupart du temps à toute
espèce de traitement, elle fait le désespoir de la médecine,
qui n'a sur elle aucune espèce d'action ; l'homme de l'art
doit ici faire preuve de tact plutôt que de science ; il devra
profiter de la confiance qu'il inspire au malade et de l'as-
cendant qu'il peut avoir sur lui, pour le détourner de l'ordre
d'idées dans lequel il s'abîme, plutôt que d'invoquer une
therapeutique qui ne peut rien contre des maux imaginaires:
c'est de cette façon que les voyages et l'exercice en général
ont pu modifier heureusement cet état fâcheux.

L'équitation, lorsqu'elle n'est pas contre-indiquée par
des maladies des voies urinaires, me parait être le moyen
le plus convenable à employer en pareil cas : elle n'entretient pas l'idée de maladie comme pourraient le faire les
drogues ou autres préparations pharmaceutiques ; au contraire, elle rassure le malade sur l'état de sa santé, et lui
donne la conscience de sa force. Elle a de plus une action
spéciale sur l'appareil digestif et combat énergiquement la
dyspepsie et les flatuosités intestinales dont sont souvent
incommodés les hypochondriaques ; elle guérit les ca-
tarrhes chroniques de l'intestin qui sont une des causes les
plus fréquentes de la maladie, et tonifie l'appareil tout
entier. Ces malades devront monter à cheval le matin de
préférence, parce que l'air frais qui inondera leur poitrine
leur semblera meilleur, et ils le respireront avec plus de
complaisance ; on leur donnera un cheval dont l'allure est
douce et agréable pour leur faire prendre le goût de cet
exercice, on ne le poussera pas jusqu'à la fatigue afin de
ne pas les rebuter, le petit galop leur conviendra parfaitement, car les douces ondulations qu'il vous imprime ont
quelque chose qui vous charme et vous enchante ; on devra
les promener dans des endroits gais, ils seront sensibles à
l'attrait du nouveau, c'est pourquoi ils retireront le plus
grand avantage des voyages à cheval.

Folie. — L'exercice et les voyages ont de tout temps été
très-appréciés dans le traitement de la folie ; les anciens

envoyaient leurs malades prendre l'ellébore à Anticyre,
Pinel et après lui Esquirol ont insisté sur la culture de la
terre pour les aliénés, et se sont constamment félicités des
résultats qu'ils en obtenaient, au moins dans les classes
pauvres, déplorant de ne pouvoir la faire adopter aussi
bien par les riches, qui se privaient ainsi d'une des plus
grandes ressources que la médecine pouvait leur offrir.

Je m'étonne qu'Esquirol qui nous a vanté ailleurs les
effets de l'équitation sur quelques-uns de ses malades,
n'ait pas songé à s'en servir pour remplacer, autant que
possible, chez les riches, l'exercice salutaire du jardinage
qu'il ne pouvait leur faire accepter : je ne doute pas qu'il
en eût tiré grand profit. Mais toutes les formes de la folie
ne sauraient admettre également ce mode de traitement :
les fous furieux qui exigent une surveillance continuelle
pourraient en profiter pour échapper à la vigilance de
leurs gardiens ; ceux qui ont la monomanie du suicide
pourraient s'en servir pour arriver à leurs fins, etc. Dans
quelques cas, elle peut n'aboutir qu'à flatter les chimères
de ceux qui s'en servent (folie ambitieuse), et par là éloigner du but qu'on s'est proposé. Au contraire, le délire
tranquille de ceux qui sont atteints de lypémanie (folie
mélancolique), leur permet l'usage du cheval pour faire
diversion aux pensées tristes qui les assiégent. Dominés
par une idée fixe, ils n'ont cependant pas perdu toute
sensibilité, ils sont susceptibles encore de se prendre
pour un objet quelconque d'une amitié d'autant plus vive
qu'ils reportent dessus toutes leurs affections. Ils choisi-
ront eux-mêmes, si cela est possible, le cheval qu'ils mon-
teront, ils le nourriront de leur main, peu à peu ils finiront
par aimer l'animal qui les reconnaît, qui témoigne son
plaisir à leur vue, ils apprendront bientôt, s'ils ne le savent
déjà, à le conduire et à le diriger ; ils ont tous à un certain
degré de l'amour-propre : le cavalier aura parfois à lutter
avec sa monture, et quand il aura triomphé, il éprouvera
une satisfaction qui ne saurait avoir qu'une heureuse
influence sur sa disposition d'esprit. De même que dans

l'hypochondrie il faudra parler à ses sens : l'air frais du matin, les senteurs de la campagne, le réveil de la nature feront sur lui une douce impression ; on déroulera devant ses yeux les panoramas les plus variés, on le conduira dans les endroits qu'il aime, il se reposera sur le bord d'un ruisseau, ou s'enfoncera dans un bois profond ; on ne craindra pas d'user des contrastes avec lui. Cet exercice détournera le cours de ses idées, en même temps qu'il lui apportera un peu de ce sommeil dont il goûte si rarement ; bientôt il y prendra goût et le recherchera de lui-même ; peut-être arrivera-t-on en cultivant ce penchant, à lui donner la force d'une passion : il éprouvera alors des ravissements suprêmes, lorsque emporté par un galop rapide, oublieux du passé, insoucieux de l'avenir, concentrant toutes ses pensées sur le présent, il ne sera plus obsédé par le souvenir du monde et de ses vices, de l'homme et de ses turpitudes, de ses espérances et de ses déceptions. Il faut entretenir cette passion nouvelle qui l'enivre, c'est le baume qu'on verse sur la blessure, et la trace du passé s'efface tous les jours davantage.

Les lypémaniaques éprouvent souvent des troubles des voies digestives contre lesquels l'équitation agit efficacement.

Le traitement de la folie hystérique se confond avec celui de la maladie dont elle dérive ; toutefois les manifestations psychiques présentent une indication spéciale.

Maladies des organes génitaux.

Les différences anatomiques qui constituent les sexes et les conditions physiologiques qui sont le partage exclusif de la femme, nous obligent nécessairement à traiter séparément les maladies de l'homme et celles de la femme, dans lesquelles l'équitation peut être avantageusement employée.

Atonie et exaltation des organes génitaux de l'homme ; spermatorrhée. — Nous avons vu ce qu'il fallait penser de l'exemple si souvent cité des Scythes qui, errants et misérables, exténués par la fatigue, affaiblis par les privations, avaient acquis une constitution particulière qui les condamnait à l'impuissance. Bien loin d'éteindre le sens génésique, l'équitation tonifie toutes les parties de l'appareil génital comme elle donne la force et la vigueur au corps, lorsqu'on se livre sérieusement à cet exercice, et arrive par ce moyen à combattre l'inertie de ces organes. C'est également par son action tonique sur les conduits éjaculateurs qu'elle empêchera les spermatorrhées.

Il est un fait que tout le monde a pu remarquer, c'est l'effet sédatif produit par l'exercice en général, et particulièrement la gymnastique, continués pendant quelque temps : il en est un autre que les écuyers n'ignorent point, c'est que le même résultat est amené par l'équitation pratiquée d'une manière suivie ; et cela n'est que la conséquence de tout ce que nous avons dit jusqu'à présent, car l'exaltation des organes génitaux n'est, en somme, que l'exagération d'une manifestation nerveuse locale, une sorte d'hyperesthésie spéciale qui apporte des désirs immodérés de coït, et, lorsqu'ils ne peuvent être satisfaits, conduit à l'onanisme. Ce phénomène s'observe surtout chez les personnes d'un tempérament nerveux, chez lesquelles il existe un vice dans la nutrition générale, ou bien il indique une altération du conflit nervoso-sanguin. Une trop grande aptitude au coït, loin d'être un signe de force et de santé, marque plutôt la faiblesse de l'individu et constitue souvent un véritable cas pathologique : ainsi, elle est très-remarquable chez certains phthisiques, et peut dans d'autres circonstances être symptomatique d'une affection de la moelle (ataxie locomotrice) ; l'homme vigoureux et bien portant n'est pas assiégé par des désirs sans cesse renaissants ; il semblerait qu'il puise dans sa force même le calme et la volonté qui commandent à ses sens ; mais dans l'accomplissement de l'acte générateur, il n'en possède pas moins toute l'ardeur et la puissance que comporte l'état physiologique.

Maladies des voies urinaires.

Les maladies des voies urinaires contre-indiquent en général de la façon la plus absolue l'emploi du cheval ; toutefois, il est des cas de colique néphrétique dans lesquels il peut apporter un grand soulagement en déterminant l'évacuation de certains calculs qui obtruaient les conduits urinaires et spécialement les uretères. Montaigne, qui était atteint de la pierre, nous en offre un exemple et nous dit dans plusieurs passages que je citerai sans commentaires pour ne gâter en rien l'originalité de son style :

« . . . Je ne desmonte pas volontiers quand je suis à cheval ; car c'est l'assiette en laquelle je me trouve le mieux, et sain, et malade. Platon (Lois, liv. xii) la recommande pour la santé, aussi dict Pline qu'elle est salutaire à l'estomach et aux joinctures..... Or je ne puis souffrir longtemps (et les souffrois plus difficilement en jeunesse) ny coche, ny lictière, ny bateau, et hais toute aultre voicture que le cheval, et en la ville et aux champs ; mais je puis souffrir la lictière moins qu'un coche, etc..... je me tiens à cheval sans desmonter, tout choliqueux que je suis, et sans m'y ennuyer huict et dix heures..... Je me tiens debout tout le long d'un jour, et ne m'ennuye point à me promener ; mais sur le pavé, depuis mon premier aage, je n'ay aymé d'aller qu'à cheval ; à pied je me crotte jusques aux fesses, etc.... »

Maladies des organes génitaux chez la femme.

Menstruation. — Aménorrhée. — Dysménorrhée. — Tous les mois, la femme voit s'établir une nouvelle fonction, la menstruation, qui, lorsqu'elle s'exécute librement et sans entrave, ne compromet en rien la santé et n'amène que des troubles passagers ; il n'en est plus ainsi lorsque cette fonction est gênée, qu'elle a de la peine à s'établir ou qu'elle vient à être supprimée ; un état pathologique grave peut résulter de ces difficultés qu'elle éprouve : et si l'on

veut bien songer que la durée de sa vie, que la femme con-
sacre aux manifestations utéro-ovariennes, en dehors de
toute grossesse, depuis les premières règles jusqu'à la ménopause, correspond à un espace de temps moyen d'environ
six années, il est impossible de ne pas se convaincre de
l'immense influence qu'exerce la menstruation sur la santé
de la femme, sur sa constitution et son tempérament
pendant tout le reste de sa vie.

Il est donc d'une haute importance de pouvoir assurer la
régularité de la fonction cataméniale, afin de soustraire,
autant qu'il est possible, la femme aux infirmités qui sont
le partage de son sexe, et, pour atteindre ce but, je ne crois
pas qu'il soit de moyens plus sûrs que ceux que peut
fournir l'hygiène. Avant tout, je conseillerai une bonne
alimentation et l'exercice musculaire : une nourriture insuffisante ou irrationnelle, le manque d'air, l'inaction et
une vie sédentaire étant le plus souvent, en dehors des vices
anatomiques, la cause des troubles qui se produisent dans
les manifestations menstruelles ; mais parmi les exercices,
je ne crois pas qu'il en soit un seul qui présente, au sujet
de la menstruation, les mêmes avantages que l'équitation.

Quelques médecins, dégagés de toute prévention, ont eu
l'idée de l'appliquer à des jeunes filles d'un tempérament
faible et délicat, et pour lesquelles l'approche de la puberté
faisait concevoir de justes craintes : sous l'influence de cet
exercice, elles ont pris de la force, leur constitution s'est
améliorée, et elles ont traversé sans souffrances cette époque
qui est souvent si funeste à quelques-unes de leurs compa-
gnes. M. le Dr Péan, chirurgien des hôpitaux, à l'obli-
geance de qui je dois la connaissance de quelques-uns de
ces faits, l'a encore conseillée dans des cas d'aménorrhée et
de dysménorrhée, et s'est presque toujours félicité de son
emploi : grâce à elle, il a vu revenir les règles supprimées
depuis quelque temps, quelquefois des mois ; il les a vues s'é-
tablir facilement chaque fois, sans produire des troubles
comme précédemment, et il avoue que, s'il a eu à constater

des pertes après l'exercice du cheval, il a toujours pu en accuser des influences étrangères, au moins autant que l'équitation. D'après cet observateur distingué, les écuyères du Cirque, qui passent une partie de leur vie à cheval, ne sont que fort rarement inquiétées aux époques menstruelles, et, soit dit en passant, acquièrent une prédisposition toute particulière à devenir enceintes.

Si l'on recherche l'explication de ces faits, on se trouve en face d'un problème difficile à résoudre : l'écoulement sanguin est précédé d'une congestion vers les organes pelviens, et des changements notables s'opèrent dans la vascularité de la muqueuse utérine ; nous avons établi, d'autre part, l'action décongestionnante qu'exerce l'équitation sur les organes internes, et il semble bien singulier que cet exercice, qui agit en sens contraire de la fonction, puisse la favoriser. Il est vrai que la congestion utérine est un mouvement fluxionnaire naturel et fait véritablement partie de la constitution de la femme ; aussi ce qui dans certains cas suffit pour éloigner une fluxion accidentelle ne saurait-il entraver une fonction physiologique ; mais hâtons-nous de le dire, nous n'accordons pas une grande valeur à cette raison, parce qu'au cas où l'équitation n'entraverait pas la menstruation, cela n'explique pas comment elle la facilite. Je préfère de beaucoup l'enseignement que nous pouvons tirer de la pathologie, et qui tendrait à assimiler la circulation utérine à la circulation périphérique et à la faire dépendre de certains phénomènes qui sont les mêmes. « La période des pyrexies la plus féconde en épistaxis utérines, est celle de l'*invasion* ; elles se rencontrent plus fréquemment au début des phlegmasies thoraciques et abdominales, des fièvres typhoïdes, des érysipèles et des éruptions fébriles, et surtout dans la période initiale des fièvres exanthématiques acquises : rougeole, scarlatine, variole (Courty). » Ainsi une hémorrhagie utérine serait fréquemment déterminée dans le cours de ces maladies, à l'époque où la fièvre est le plus intense, où la circulation périphérique est le plus active, et principalement dans les fièvres exanthéma-

tiques où le mouvement fluxionnaire est le plus dirigé vers
la peau. Ne sait-on pas d'ailleurs que les règles marchent
plus abondamment chez la femme qui est couchée dans un
lit bien chaud, chez laquelle la circulation cutanée est augmentée, que chez celle qui est debout et soumise à toutes
les causes de refroidissement; la femme maigre voit plus que
la femme grasse, l'été les règles sont plus copieuses que
l'hiver, etc. Tous ces faits parlent en faveur de l'équitation
que nous avons vue activer la circulation périphérique. Cependant, ce raisonnement, si juste qu'il puisse être, ne sa-
tisfait pas encore complétement l'esprit, car il est certain
que, dans l'état physiologique, la circulation dans les organes pelviens n'est pas exposée aux mêmes causes de
variations que celle de la surface du corps qui suit la température, augmente et diminue avec elle. Il est bien pro-
bable qu'il faut chercher la raison qui détermine l'hémorrhagie utérine autre part que dans les phénomènes de la
circulation, tout au moins pour le cas qui nous occupe.

Il n'est point exact tout d'abord, comme quelques auteurs l'ont avancé, que l'utérus soit privé de toute activité
musculaire en dehors de la grossesse; sa contractilité nous
est prouvée dans mille circonstances, et les magnifiques
travaux de M. Rouget nous ont fait voir une sorte de tissu
érectile dans les ligaments larges, s'étendant jusqu'aux
ovaires d'une part, et à l'utérus de l'autre : ce tissu joue un
rôle important dans la rupture de la vésicule de Graaf et
dans la production du flux menstruel. La disposition des
artères dans le corps de l'utérus représente assez bien celle
qu'elles affectent dans les corps caverneux (artères héli-
cines) et dans les tissus érectiles en général, de sorte que
l'utérus congestionné est devenu un véritable tissu érectile, opinion d'autant plus vraisemblable qu'à cette époque
un semblable tissu a été mis en évidence dans les ligaments
larges, les ovaires et les trompes. Dans cet état, l'utérus,
que l'on sait si mobile, agité, ballotté au milieu de la masse
intestinale, frotté pour ainsi dire sur les viscères contenus
dans le bassin, est mécaniquement excité et la fibre muscu-

laire se contracte, augmente la pression dans les vaisseaux, et détermine leur rupture en s'opposant au retour du sang, spécialement chez ceux de la muqueuse utérine qui y sont particulièrement prédisposés, et qui viennent de subir un travail modificateur : la fonction est établie.

Telle me semble être l'action déterminante de l'exercice du cheval, et cette explication rend bien compte de tous les phénomènes qu'on observe. Ainsi, il arrive quelquefois que des femmes voient l'écoulement se supprimer momentanément lorsqu'elles pratiquent l'équitation pendant leurs règles; ce fait doit être attribué à la contraction utérine qui empêche le sang de pénétrer les vaisseaux ; le contraire aurait certainement lieu si les secousses que fait éprouver le cheval se bornaient simplement à congestionner l'utérus.

Il nous est facile maintenant de comprendre comment elle aide l'établissement des règles chez la jeune fille nubile, comment elle prévient les accidents d'aménorrhée et de dysménorrhée (congestive), comment enfin elle peut être utile encore à l'époque de la ménopause. La fibre utérine qui s'exerce prend de la force et acquiert de la tonicité, comme nous l'avons vu pour celles de l'estomac et de l'intestin ; elle peut suffire alors à déterminer l'évacuation du sang, tandis que la langueur des fonctions de cet organe, est le plus souvent liée à un état de langueur et d'atonie générale. L'équitation concourt encore au même but en améliorant et en fortifiant la constitution. On s'expliquerait difficilement qu'elle pût causer des pertes, car, quand bien même la contractilité musculaire s'exerce, elle ne peut avoir d'effet évacuant en dehors des époques de congestion de l'utérus. Remarquons toutefois que, pour les raisons que nous avons dites plus haut, il est prudent, lorsque l'hémorrhagie s'est produite, de cesser l'exercice du cheval, pour tout le temps qu'elle dure.

Chlorose.— La chlorose appartient bien évidemment aux maladies des organes génitaux ; elle est propre à la femme, se développe le plus souvent à la suite des troubles de la menstruation, et pour dire toute notre pensée, ne s'observe

pas, que je sache, en dehors des anomalies menstruelles ;
il résulte de plus de trente observations de femmes chlorotiques que j'ai recueillies, tant à l'hôpital St-Antoine qu'à
ceux de Lourcine et de la Charité, dans un autre but il est
vrai, celui d'établir les rapports intimes qui existent entre
la chlorose et l'hystérie, il résulte, dis-je, qu'aucune de ces
femmes n'a été constamment bien réglée, et que, chez la plupart d'entre elles, l'établissement des premières règles avait
été fort pénible. La chlorose en effet, ne débute jamais
avant l'âge de la puberté ; on ne la voit guère survenir au
delà de 28 ou 30 ans, chez des personnes bien portantes
jusqu'alors, c'est-à-dire à une époque où la femme s'est
fait une constitution qu'elle gardera toute sa vie, ou au
moins tout le temps que dureront les manifestations utérines. Elle peut être amenée par des dérangements dans la
fonction, mais elle est bien plus fréquemment causée par
la difficulté qu'a la fonction à s'établir. Quelle peut être la
nature des liens secrets qui unissent ces deux phénomènes,
quelle relation intime existe entre eux, comment les troubles
de la menstruation peuvent-ils amener cette diminution des
globules du sang, comment peuvent-ils donner à la maladie
ce trait caractéristique qui est de n'avoir aucune tendance
à la guérison, tout au contraire de l'anémie qui n'est que
passagère et guérit seule? Nous l'ignorons absolument, mais
qu'importe si nous savons remplir l'indication causale,
qui est de faciliter l'établissement des règles, et de prévenir
les troubles ultérieurs de la menstruation ! De combien de
maux seront préservées les jeunes filles et les femmes, qui
consentiront à pratiquer l'exercice du cheval de bonne
heure, et à le continuer longtemps !

L'équitation ne se contente pas de prévenir les désordres
de la chlorose, elle les guérit encore, car, si elle parvient à
supprimer la cause qui les a produits, ceux-ci n'ont plus leur
raison d'être, et ne savons-nous pas d'ailleurs comment
elle agit sur les phénomènes de nutrition, et par quels
moyens elle opère la reconstitution du sang? Des faits de
cette nature s'observent tous les jours dans nos manéges,

et M. Pellier, dans le cours de sa carrière, a vu bien des jeunes filles aux pâles couleurs recouvrer sous l'influence du cheval une santé florissante. Je ne voudrais pourtant pas qu'on pût m'accuser de vouloir substituer dans la chlorose l'équitation au traitement par le fer qui a donné, dans maintes circonstances, des succès si éclatants ; pour ma part, je renoncerai difficilement à me servir de ce médicament, auquel j'accorde une grande puissance, mais je lui adjoindrai toujours, autant que cela sera possible, l'exercice du cheval, parce que je ne crois pas l'action du fer assez durable pour prévenir les récidives, et j'aime mieux tonifier et fortifier la fibre utérine, de manière qu'elle puisse suffire à sa tâche, que d'avoir à la stimuler sans cesse pour obtenir qu'elle fonctionne à peu près régulièrement.

Laxité des ligaments de l'utérus. — L'équitation, pratiquée de bonne heure par les jeunes filles, et particulièrement celles d'une constitution faible et maladive, d'un tempérament lymphatique, celles qui se font remarquer par l'atonie générale de tous les tissus, aura encore cet immense avantage de fortifier ces tissus ; et, puisque nous avons appelé ici l'attention sur ceux qui fixent l'utérus, notons l'action tonique qu'elle exerce sur ces ligaments (ligaments larges, ligaments ronds, ligaments utéro-sacrés, adhérences à la vessie, insertion à l'extrémité postérieure du vagin) ; par ce moyen, l'utérus sera maintenu plus solidement, et on évitera facilement les déviations de cet organe, ses inclinaisons variées, ses déplacements, ses chutes, etc., toutes anomalies qui constituent souvent de véritables états pathologiques. La rectitude de la position de l'utérus est une des conditions favorables à la conception, et la résistance de ses ligaments prévient un grand nombre des accidents de la grossesse.

Maladies de l'appareil digestif.

Troubles fonctionnels de l'estomac ; gastralgie ; dyspepsie. — La vie sédentaire, les travaux intellectuels, les veilles prolongées, une grande préoccupation, des chagrins profonds, la frayeur, une alimentation mauvaise, irrationnelle, les privations, l'abus des alcools, l'usage immodéré du tabac, amènent souvent des troubles graves dans l'accomplissement des actes digestifs; ces troubles peuvent aussi être liés à des maladies constitutionnelles, telles qu'un état nerveux prononcé, l'anémie, la chlorose, la goutte, le diabète, la folie, etc., dont ils peuvent être considérés comme des symptômes; il n'est pas rare qu'ils se produisent après l'ingestion de substances toxiques ou irritantes, ainsi le sulfate de quinine, l'émétique, le copahu, les acides végétaux et minéraux, etc.; mais ceux qui appartiennent à cette dernière catégorie disparaissent bientôt, alors que la cause qui les a produits a cessé d'agir. Ces troubles ne présentent pas par eux-mêmes une grande gravité; mais, par leur persistance et leur longue durée, ils conduisent l'économie à un état fâcheux, véritable cachexie dans laquelle la nutrition finit par s'altérer profondément. Les anomalies fonctionnelles de l'estomac ne se traduisent pas toujours de la même façon; tantôt elles se présentent sous la forme de douleurs vives qui se font ressentir à la région épigastrique sur une assez grande étendue, alternant souvent, avec d'autres névralgies, et qu'on nomme gastralgies; parfois c'est une sensation de brûlure (pyrosis) au niveau de l'estomac, mais le plus fréquemment elles se réduisent à une certaine difficulté et à une grande lenteur de la digestion, accompagnées d'anorexie, de nausées, de bouffées de chaleur, etc., qui sont les signes ordinaires de la dyspepsie. Par un déplorable abus de langage, on emploie souvent le mot de gastritée pour caractériser l'ensemble de ces symptômes qui n'ont rien de commun avec la maladie de ce nom.

Tous ces désordres ne sont que la conséquence des troubles de l'innervation ; il y a altération dans la quantité et la qualité des liquides sécrétés par la muqueuse stomacale, et la fibre musculaire qui n'est pas suffisamment excitée reste dans une inertie relative; on conçoit, d'après cela toutes les modifications qui peuvent être apportées dans l'accomplissement des actes digestifs. La première indication à remplir est de suppléer à l'action nerveuse qui est insuffisante, ou, pour mieux dire, de réveiller la contractilité de la fibre musculaire de l'estomac ; or, nous savons la manière tout à fait spéciale dont l'équitation agit sur l'appareil digestif, nous l'avons vue, par les secousses qu'elle occasionne, par le ballottement des viscères, par le frottement qu'elle produit, servir d'excitant mécanique et déterminer des contractions énergiques dans les plans musculaires de l'estomac et de l'intestin. La fibre musculaire acquiert de la force et de la tonicité par l'exercice ; les digestions deviennent plus faciles, l'absorption est plus complète, la nutrition se fait régulièrement, et le nerf reprend ses fonctions. C'est surtout dans la dyspepsie, lorsqu'il y a langueur des fonctions digestives, atonie musculaire, que l'équitation est féconde en résultats heureux, car elle agit surtout comme excitant mécanique de la fibre cellule et provoque sa contraction ; mieux que tout autre exercice elle atteint ce but.

Son efficacté ne sera pas à beaucoup près aussi grande dans les cas de gastralgie douloureuse, véritable névralgie de l'estomac, ou tout au moins son action se fera attendre plus longtemps ; cependant il n'est pas rare qu'elle les guérisse. Des faits de ce genre s'observent tous les jours, et les écuyers savent apprécier l'exercice du cheval dans les dérangements des fonctions digestives contre lesquels on peut lui reconnaître une sorte de spécificité. Antyllus aussi en avait constaté les bons effets lorsqu'il disait : *equitatio maxime stomachum firmat*. Mais, pour en retirer tous les avantages qu'on doit en attendre, il ne faut pas perdre de vue les remarques que nous avons faites plus haut relativement à l'état de plénitude de l'estomac, etl'on devra suivre les indications que présente la maladie, pour juger de l'opportunité du traitement et en fixer le moment. De plus, cet exercice, pour être vraiment profitable, devra être modéré, mais répété tous les jours et continué longtemps.

Atonie de l'intestin. — L'atonie de l'intestin peut être la cause de troubles très-variés : la lenteur de la digestion intestinale, le peu d'activité des phénomènes d'absorption, une diarrhée presque constante, la distention de l'intestin par des gaz, sont les désordres locaux qu'elle amène le plus fréquemment ; mais ce qu'on doit surtout redouter d'un semblable état, ce sont les altérations profondes qui en résultent pour la nutrition générale. L'équitation ici n'agit pas autrement que tout à l'heure ; elle excite par le même mécanisme la contractilité musculaire de l'intestin, qui détermine la digestion intestinale et exprime en quelque sorte les matières digérées au dehors de l'intestin, dans les veines et les vaisseaux chylifères, pour fournir aux actes de combustion et réparer les tissus. Cette affection, qui peut être quelquefois idiopathique, est le plus souvent symptomatique d'un état morbide du système nerveux (hypochondrie, hystérie, folie, etc.) ou bien d'une maladie constitutionnelle (goutte, diabète, etc.); on l'observe encore après certaines pyrexies telles que la fièvre typhoïde, et à la suite de phlegmasies du tube digestif comme l'entérite et la dysenterie. Dans aucun de ces cas, on ne devra négliger l'emploi du cheval.

Constipation opiniâtre. — Nous ne saurions trop recommander l'exercice du cheval aux personnes qui se disent d'un tempérament échauffé, et chez qui les selles sont rares et pénibles, car M. le Dr Mallez, qui a eu occasion de connaître beaucoup de cavaliers, et de traiter des écuyers de profession, a toujours été frappé de la rareté de la constipation chez eux. En effet, l'équitation entretient le ventre libre en activant les phénomènes digestifs, en ne souffrant pas l'accumulation d'une grande quantité de matières dans les intestins, en déterminant leur prompte expulsion : en augmentant l'abondance des sucs intestinaux, elle facilite encore l'écoulement de ces matières.

Maladies de nutrition.

Convalescence. — A la suite de certaines maladies, qui ont duré longtemps ou qui ont fortement ébranlé la constitution, l'économie se trouve souvent plongée dans un état d'anémie profonde ; la réparation se fait lentement, l'équilibre et l'harmonie des fonctions s'établissent difficilement, en un mot, la convalescence est longue et pénible. Dans ces cas, l'équitation pourra rendre d'éminents services et on ne saurait trop l'indiquer, car c'est elle qui, mieux que tout autre moyen, facilitera les digestions et fortifiera l'appareil digestif; elle favorisera l'hématose, concourra activement à la nutrition générale, et ne tardera pas à équilibrer tous les actes physiologiques. Mais, pour en retirer tout le fruit possible, un médecin prudent proportionnera l'exercice aux forces de son malade, et au début il le fera aller au pas simplement; il lui choisira un cheval doux et tranquille, d'une allure agréable et sans réactions vives ; il augmentera ensuite graduellement le travail, alors que le malade sera plus à même de le supporter.

Obésité. — L'obésité n'est pas, à vrai dire, une maladie, mais le développement anormal que prennent les différentes couches de tissu adipeux constitue parfois une véritable infirmité ; bien que beaucoup de personnes s'en fassent une idée contraire, l'équitation peut combattre cette disposition à engraisser outre mesure, et, par un traitement bien dirigé, ramener l'économie à des conditions meilleures. Elle résulte d'une nutrition trop complète qui n'est plus en rapport avec les besoins de l'organisme, véritable vice fonctionnel, idiosyncrasie souvent héréditaire. Il importe alors d'augmenter ces besoins et de provoquer la combustion des matières ternaires qui s'accumulent dans les tissus : cette indication est parfaitement remplie par les rudes exercices du cheval pratiqués pendant plusieurs

7

heures tous les jours, et poussés même jusqu'à la fatigue, surtout si on y ajoute un régime presque exclusivement azoté, incapable de fournir aux combustions, et qui les forcera de s'alimenter aux dépens des matériaux hydro-carbonés de l'économie (graisses). Ces préceptes, qui sont mis tous les jours en pratique par nos jockeys, donnent des résultats presque mathématiques. Mais il ne faudra pas que les malades, quand ils auront atteint leur but, perdent de vue qu'ils ont une prédisposition spéciale à assimiler plus qu'il est d'usage, et cessent l'exercice ; au contraire, ils devront, sous peine de voir revenir promptement leur infirmité, se soumettre à un entraînement journalier.

Gracilité. — L'équitation pourra produire un effet tout contraire chez les personnes extraordinairement maigres ; mais elle demande à être pratiquée d'une toute autre façon : elle sera modérée et seulement excitante des fonctions digestives ; elle augmentera la tonicité de la fibre musculaire de la vie organique et préparera des digestions plus complètes, et une nutrition plus parfaite, en même temps qu'elle développera la qualité des muscles qui sont mis en action.

Néanmoins, que ceux qui se traiteront ainsi, ne se dissimulent pas que, si leur maigreur est le résultat d'un tempérament particulier, en l'absence de toute cause pathologique, quoi qu'ils fassent, ils ne deviendront jamais ni gros, ni gras.

Maladies constitutionnelles.

Scrofule. — La scrofule est une maladie qui se traduit par des troubles de la nutrition ; quant à sa nature, nous l'ignorons complétement, et l'on ne saurait plus invoquer aujourd'hui une dyscrasie, puisque l'analyse la plus rigoureuse n'a pu trouver de différences sensibles et constantes dans la proportion des éléments du sang chez les scrofuleux (Niemeyer). Cependant, il faut supposer dans la srofulose un vice anatomique constitutionnel, car il est difficile d'admettre qu'un simple vice fonctionnel puisse produire des lésions aussi graves, et laisser des traces aussi profondes. Les conditions dans lesquelles elle se développe n'apportent aucune lumière sur sa nature, mais elles nous montrent la marche à suivre dans son traitement.

Souvent héréditaire, elle peut être transmise par des parents scrofuleux eux-mêmes ou bien affaiblis par des excès, des maladies, la syphilis, etc. ; la consanguinité, un âge trop précoce ou trop avancé, peuvent agir dans le même sens ; plus souvent acquise, elle tient aux mauvaises conditions hygiéniques dans lesquelles sont élevés les enfants : une nourriture irrationnelle, le défaut d'exercice, l'air vicié qu'ils respirent, contribuent au plus haut degré à développer la maladie. C'est donc dans l'hygiène bien plutôt que dans les médicaments, qu'il faudra chercher le remède, et sur ce point tous les auteurs et les praticiens sont unanimes.

M. Tardieu a tracé en quelques mots et de main de maître le programme qui doit guider le médecin dans le traitement des scrofuleux. « ..... Mais bien au-dessus de ces remèdes nombreux et divers, il faut placer les moyens diététiques et hygiéniques. Une habitation salubre, le séjour à la campagne, dans un climat chaud, à l'air, au soleil ; les exercices gymnastiques, la course, l'équitation ; les bains froids, l'eau de rivière ou de mer, lorsqu'ils peuvent être supportés ; une alimentation saine et substantielle, l'usage du vin, doivent faire la base du régime de vie et de l'éducation physique des scrofuleux. » Niemeyer, le médecin physiologiste, vante avant tout l'air frais et l'exercice musculaire : nous nous rangeons complétement à son avis, et nous proposerons encore ici l'exercice du cheval, car aucun mieux que lui ne procurera cet air frais, si précieux ; il permettra à l'habitant des villes de jouir des bénéfices de la campagne ; aucun ne mettra en jeu une aussi grande quantité de muscles et n'amènera moins de fatigue : nous savons d'ailleurs l'activité que donne l'équitation à toutes les fonctions, comme elle accélère la circulation, comme elle favorise l'hématose, comme elle prépare les digestions, comme enfin elle perfectionne les phénomènes de nutrition. Elle ne contre-indique en aucune façon l'usage de l'huile de foie de morue, pour les personnes qui renonceraient difficilement à son emploi; au contraire, en tonifiant l'estomac, elle diminue le dégoût et l'anorexie qui surviennent d'habitude chez les personnes qui en usent. Mais une condition essentielle, sans laquelle tous ces moyens resteront sans effet, ou pourront même avoir des conséquences funestes, c'est que l'alimentation soit riche et de bonne qualité, non pas exclusivement azotée comme on le croit trop généralement, mais variée et complète; il est bon même d'insister sur les aliments gras et féculents, et Niemeyer recommande aux mères de famille de ne pas refuser à leurs enfants les tartines de pain beurré et les pommes de terre qui font leur joie.

Syphilis. — Il est un fait qui surprend lorsqu'on lit la plupart des auteurs qui ont écrit sur la syphilis, c'est la fragilité des bases sur lesquelles ils s'appuient pour bâtir leurs théories, et les déductions qu'ils en tirent, telles que les faits cliniques viennent les démentir tous les jours. Je n'entreprendrai point ici la discussion de ces idées qui sont plus spécieuses qu'elles sont vraies, mais il m'est impossible de ne pas combattre cette opinion qu'il est de toute nécessité d'instituer dans la syphilis une médication altérante et dénutritive : je ne saurais m'élever assez contre la *cura famis*, le traitement de Zittmann, et toutes les autres méthodes qui ont pour but d'altérer les liquides, de réduire l'alimentation à un minimum, d'affaiblir le corps et d'amener une dépression de toutes les forces. Bien au contraire de ces médecins, je conseillerai une alimentation riche, les vins généreux, les toniques, l'exercice musculaire, en un mot, tout ce qui est capable de fortifier et refaire la constitution; car, dans l'ignorance absolue où nous sommes des phénomènes intimes qui s'accomplissent au sein de

l'organisme, après qu'il a été infecté par le virus syphilitique, nous ne devons pas voir, dans les diverses manifestations de la maladie autre chose que des troubles variés de
la nutrition, dont la genèse et le processus nous échappent.
Bientôt même, dans quelques cas, si on ne parvient à arrêter ces troubles de la nutrition, une véritable cachexie an-
nonce qu'ils se sont généralisés et que l'élément anatomique du sang a été atteint à son tour. C'est pour prévenir un
semblable état, c'est pour augmenter l'activité des fonctions
digestives, c'est pour assurer la nutrition générale, que je
ferai pratiquer l'équitation, en l'associant à un régime tonique et reconstituant. En agissant ainsi, je n'ai point la
prétention de m'attaquer au mal lui-même, mais je place
l'économie dans des conditions telles qu'elle résistera aux
atteintes ultérieures, et que l'état physiologique l'empor-
tera sur l'état pathologique. Toutefois, lorsque, dans le
cours de ce traitement, des accidents syphilitiques se ma-
nifesteront, je n'attendrai pas pour les faire disparaître que
l'économie réagisse par sa propre force contre le mal qui la
dévore, j'emploierai des moyens appropriés.

Une longue expérience, de nombreux succès, ont consacré l'usage du mercure contre les accidents secondaires de
la syphilis, et on lui accorde, à bon droit, une sorte de spé
cificité ; mais, à côté des résultats heureux, sont les conséquences funestes, et la présence du mercure dans l'organisme se révèle trop souvent par des inconvénients graves
et des troubles profonds : c'est un poison violent, et il produit une véritable intoxication, il tue les globules sanguins,
détermine l'anémie et amène une autre cachexie qui vient
doubler la cachexie syphilitique ; la maladie prend alors
une marche beaucoup plus maligne, et les accidents deviennent plus rebelles à toute espèce de traitement. Il importe
donc, lorsqu'on voudra user des préparations mercurielles,
de s'en servir de la façon la plus efficace et la moins nuisible en même temps. Administré d'abord par l'empirisme,
accepté ensuite sur une fausse interprétation de ses effets,
le mercure n'a jamais joui de la propriété antiplastique

qu'on lui a si complaisamment accordée, il n'a jamais empêché les dépôts de fibrine dans les tissus, il n'a jamais pu prévenir les accidents syphilitiques, et, s'il les guérit, c'est par une toute autre action : le mercure agit par élimination; on le rencontre sous la forme de bichlorure en dissolution dans un grand nombre des liquides de l'économie, et en particulier les sueurs, la salive, les mucus; par l'intermédiaire de ces liquides qui lui servent de véhicule, il est mis en contact immédiat avec les ulcérations qui proviennent de la maladie, en quelque endroit qu'elles se trouvent situées, à la peau, dans la bouche et les membranes muqueuses, etc., et là il agit topiquement, comme le ferait un caustique ; telle est l'action du mercure, je ne lui en reconnais pas d'autre. Si l'on est bien pénétré de cette idée, il devient parfaitement inutile d'exposer l'économie aux dangers d'une intoxication mercurielle, alors qu'il est si simple de porter directement le topique sur la partie malade, procédé bien plus actif, et dont la parfaite innocuité m'a toujours été prouvée par les nombreuses expériences que j'ai faites pendant mon séjour à l'hôpital de Lourcine, et aussi à celui de la Charité. Le traitement interne ne doit être réservé qu'aux cas qui ne seraient pas accessibles aux moyens externes.

Plus que jamais je conseillerai l'équitation aux malades qui prendront le mercure à l'intérieur, parce que ceux-là sont particulièrement exposés à l'aglobulie (les frictions présentent peut-être moins d'inconvénients), et il est urgent de favoriser chez eux la nutrition ; mais il est une circonstance surtout où elle leur sera précieuse, c'est dans le cas de syphilides à la surface du corps ; elle augmentera l'élimination du mercure en activant la sécrétion de la sueur.

Enfin, pour nous, dans le cas dont il s'agit, aucune médication ne vaut celle qui s'inspire de l'hygiène et a pour objet de fortifier la constitution, quitte à user des moyens que nous avons indiqués lorsque les accidents se présenteront. Niemeyer vient, à ce sujet, nous prêter encore l'ap-

pui de son expérience : « Si, dit-il, la syphilis n'est pas
guérie, et qu'en même temps la constitution du malade a
été minée par l'usage immodéré et inconsidéré du mercure,
on voit se développer plus souvent les formes malignes,
surtout le lupus et les affections osseuses, que dans les cas
où la syphilis se trouve entée sur un corps affaibli. Il paraît même que, dans les cas où le mercure n'a pas été employé, et où, malgré cela, la malignité des accidents syphilitiques a augmenté à chaque récidive, il faut en chercher
la cause dans l'affaiblissement de la constitution dû aux
atteintes antérieures. Du moins on observe généralement
le contraire chez les individus robustes : si, chez eux, la
syphilis n'est pas encore complétement guérie, la récidive
est le plus souvent moins forte que l'accès qui l'a précédée. »

L'équitation et le régime tonique doivent être continues
pendant la période tertiaire de la syphilis, en même temps
que les malades seront soumis au traitement à l'iodure de
potassium, si l'on s'apercevait de quelque manifestation.

Diabète sucré. — M. Bouchardat, dans ses magnifiques
travaux sur le traitement de la glycosurie, nous signale
les bons effets de l'équitation, et nous n'aurions certes rien
à ajouter aux patientes recherches du savant professeur,
s'il avait insisté davantage sur l'application de ce moyen
au traitement des glycosuriques. En s'inspirant des préceptes suivis dans l'entraînement des pugilistes, en sou-
mettant ses malades aux rudes travaux des champs, en
leur faisant suivre les exercices du gymnase, M. Bouchardat a principalement deux choses en vue : 1° faire absorber
une plus grande quantité d'oxygène ; 2° brûler une quantité plus considérable de sucre : « Sous l'influence de mouvements rapides, une plus grande masse d'air est intro-
duite dans les poumons. Une plus grande quantité d'oxygène est employée, une plus grande quantité de chaleur et
de force produite ; cette chaleur et cette force nécessitent
une consommation plus grande des matériaux alimen-

taires ; celui qui se prête le mieux à ces métamorphoses, c'est la glycose ; il est tout simple qu'étant détruite en plus grande proportion, elle n'apparaisse plus dans les urines, et que l'on puisse ainsi, par l'exercice forcé, utiliser une masse plus grande d'aliments glycosuriques. (Bouchardat, *Du diabète sucré ou glycosurie, son traitement hygiénique.* Paris. 1852, in-4.

Or, nous avons vu l'ampliation considérable de la cavité thoracique qu'amène l'équitation, nous nous sommes rendu compte de l'activité que prennent les combustions internes sous l'influence de l'exercice du cheval, aussi nul autre ne me semble remplir plus complétement les indications du traitement si nettement formulées par M. Bouchardat. Il est même possible que l'équitation ait une action plus spéciale que tous les autres exercices ; car, par la nature même du travail qu'elle comporte, elle peut être continuée longtemps sans exiger une grande dépense de forces à la fois, ni amener une fatigue considérable, surtout lorsque le cavalier possède une certaine habitude du cheval : les combustions, si elles sont moins intenses que dans les exercices gymnastiques, durent plus longtemps, et le sucre est brûlé à mesure qu'il se forme. Accessoirement, elle fait trève à la paresse et à l'inaction qui sont si nuisibles aux diabétiques, et qui ont suffi même quelquefois pour produire la maladie, lorsqu'elles se sont rencontrées chez un individu prédisposé ; elle s'oppose à la dénutrition et à l'atonie générale qu'on observe si communément chez les glycosuriques ; enfin elle rendra aux malades leurs forces épuisées et contribuera puissamment au rétablissement de la santé.

Il se peut que, dans certains cas, l'exercice seul ait suffi pour amener un aussi heureux résultat. Mais M. Bouchardat préfère lui associer un régime particulier ; il commande surtout l'usage du vin, bon et généreux, le pain de gluten, les viandes, et en général les substances azotées ; il proscrit sévèrement les féculents, les matières grasses et sucrées. Mais toutefois il est bon de se guider sur les dépenses,

et il est même utile de varier un peu le régime, alors qu'o
utilise les matières amylacées. Par ces moyens, le savant
professeur a obtenu de nombreux succès, et je ne doute
pas que l'équitation ne puisse avantageusement suppléer
certains exercices, surtout chez les classes riches aux-
quelles elle répugnera certes moins que la culture de la
terre, par exemple, l'opération de scier du bois, ou même
les travaux du gymnase.

A côté des maladies qui peuvent être traitées par l'équitation, nous dirons quelques mots de celles qui contre-indiquent son emploi d'une façon à peu près formelle. Nous
la proscrirons tout d'abord dans les maladies inflammatoires en général, parce que l'activité qu'elle donne aux
phénomènes circulatoires pourrait être de nature à augmenter le mal, car là, il n'y a pas seulement hyperémie de
la partie malade, il y a encore altération de l'élément anatomique. Dans les pyrexies elle n'aurait pas meilleur effet
et redoublerait le mouvement fébrile plutôt qu'elle le dimi-
nuerait. Les secousses du cheval seraient mauvaises dans
le cas de tumeurs douloureuses, ou rendues douloureuses
par les chocs incessants que fait éprouver la monture.
Pour la même raison, et aussi à cause de l'effort presque
continuel qui est fait dans l'équitation, on ne la conseillera
point à un malade qui est atteint d'un anévrysme. Enfin,
d'une manière à peu près générale, elle doit être rejetée
dans le traitement des maladies des voies urinaires. Toutefois, nous avons fait une exception en faveur de la colique néphrétique. Quant au reste, nous laissons au médecin le soin de juger de son utilité ou de sa non-oppor-
tunité.

CHAPITRE VIII.

DE L'ÉQUITATION EN HYGIÈNE.

L'hygiène a toujours recommandé l'exercice musculaire pour l'entretien de la santé, et, entre tous les exercices, elle a distingué l'équitation, comme étant un des plus fortifiants, un de ceux qui donnent le plus d'activité aux fonctions sans amener la somme de fatigue qui suit d'ordinaire les exercices actifs. Si l'hygiène ne partage pas toutes les préventions qu'a la thérapeutique à son égard, elle hésite néanmoins trop souvent à s'en servir, et les objections qu'elle soulève viennent la plupart du temps de la connaissance imparfaite des effets que produit le cheval ; j'ai tenu à faire connaître tout le parti que l'on en pouvait tirer, et j'espère que mes efforts ne resteront pas sans résultats.

Nous ne saurions que répéter ici ce que nous avons déjà dit à propos de son influence sur l'homme sain et sur l'homme malade, aussi je n'entreprendrai point de refaire l'analyse de l'action qu'elle exerce sur l'économie et les modifications qu'elle apporte dans l'organisme ; je m'attacherai seulement à signaler les avantages que les différents âges, les sexes, et les diverses conditions d'existence en peuvent retirer.

Si l'équitation convient à tous les âges de la vie, il ne saurait en être de même pour les fortunes, et le riche seul peut se permettre ce luxe, le plus utile peut-être de ses caprices.

Le robuste enfant de la campagne peut aisément se passer de cet exercice : l'air, le soleil, une nourriture substantielle, sinon délicate, le travail aux champs, rien ne lui manque ; mais celui des villes, le fils de l'ouvrier qui souffre dans un taudis, ou s'étiole dans un atelier, ne peut participer aux mêmes avantages, quand les ressources de la famille suffisent bien juste à payer la chopine du père, ou le pot de vin du dimanche à la barrière. Ceci est un vice, c'est une lacune, mais la faute n'en est pas dans l'exercice lui-même, c'est bien plutôt la vôtre à vous, philanthropes, qui avez ouvert des hôpitaux et des écoles gratuites, et qui n'avez pas créé des gymnases et des manéges pour les pauvres, comme vous leur avez fait des bains de mer; à vous qui consentez à soigner des malades et à faire des savants, et négligez de faire des hommes.

L'enfant que Plutus a comblé de ses dons, et qu'il s'est plu à entourer de toutes les jouissances que procure la richesse, n'est pas pour cela exempt des maladies qui assiégent le jeune âge, bien au contraire, il trouve souvent dans son bien-être et son éducation la source de nouveaux maux. L'excès de l'amour maternel qui écarte de cette jeune plante élevée en serre chaude, tout ce qui pourrait lui causer quelque souci, fait qu'à la moindre brise elle souffre, à la moindre gelée elle courbe la tête ; les enfants ainsi élevés ont une constitution faible et délicate qui les rend bien plus sujets à contracter toutes sortes de maladies. C'est contre cette tendance, qu'ont généralement les mères, d'entourer leurs enfants de soins exagérés, que le médecin doit lutter ; il vantera cette éducation du corps, rude et sévère, qui développe les forces, endurcit à la souffrance, donne un tempérament spécial et met bien mieux à l'abri des atteintes du mal que ne pourraient le faire les précautions les plus sages.

Pour conduire à ce but, nous ne saurions trop recommander les exercices gymnastiques et aussi l'équitation qui s'adresse surtout à la qualité de la fibre, augmente la résistance et la patience des tissus, et favorise mieux qu'aucun autre moyen le jeu et l'harmonie des fonctions, parce qu'elle les intéresse toutes. S'il faut en croire Montaigne, elle peut être encore employée utilement pour éduquer le moral, car, disait-il, *un cheval ne flatte point, et verse aussi bien le fils d'un prince que celui d'un crocheteur.*

L'éducation des premières années est très-importante, et doit préoccuper la sollicitude des parents, car c'est d'elle

que dépendent généralement la constitution et la santé
ultérieures.

Quand arrive l'époque de la puberté, l'hygiène doit être
surveillée de plus près encore ; nous nous sommes assez
étendu sur les funestes maladies dont cet âge marque trop
souvent le début, tant chez les jeunes garçons que chez les
jeunes personnes, pour n'être plus obligé d'y revenir ; nous
n'insisterons pas davantage sur les services que peut rendre encore l'équitation en cette circonstance ; nous croyons
avoir suffisamment démontré son heureuse influence.

Dans nos colléges, dans nos lycées, ces établissements,
où l'on forme la jeunesse, et qui ont succédé aux gymnases
antiques, il n'est pas laissé une part assez large aux exercices du corps, qui feraient cependant une diversion utile
aux études de tous les jours : l'équitation, principalement,
repose l'esprit sans fatiguer le corps comme les exercices
actifs. Elle rompt la monotonie de la vie sédentaire à laquelle sont condamnées la plupart des jeunes filles, et leur
procure cet exercice qu'elles ne sauraient trouver dans les
travaux de leur sexe ou dans les soins du ménage. Le
jeune homme, emporté par la fougue des passions, incapable de mettre un frein à ses désirs insatiables et sans cesse
renaissants, s'épuise bientôt ; c'est le cheval qui le retrem-
pera et lui fera recouvrer ses forces, en même temps qu'il
éteint le feu qui le dévore. L'homme de cabinet, fatigué
d'aligner des chiffres ou de compulser des in-octavo, remplacera avantageusement la promenade à pied, qui « *est le
premier des plaisirs insipides,* » par une ou deux heures de
cheval, et, par ce moyen, évitera peut-être la goutte ou le
diabète, qui sont les fléaux ordinaires des gens de son état.
Le bureaucrate aussi fera bien de cultiver le cheval, et l'animal qui l'entraînera hors des murs de la ville lui fera respirer un air bien plus pur que celui de son boulevard. Il
éloignera, pour un moment, le savant de l'objet de ses
préoccupations et reposera son cerveau fatigué. L'homme
qui a tendance à engraisser outre mesure peut combiner
son régime avec une certaine somme d'exercice, comme

nous l'avons vu à propos de l'obésité : celui que sa maigreur inquiète se traitera comme nous l'avons prescrit à l'article *gracilité*.

Enfin, il n'est pas jusqu'à un âge avancé qui ne puisse retirer quelque bénéfice de la pratique du cheval : elle lutte avec avantage contre le ralentissement de toutes les fonctions, et les vieillards qui n'ont pas cessé cet exercice, restent d'habitude longtemps verts et ingambes ; toutefois, il arrive un moment où les forces deviennent insuffisantes, et il est prudent qu'ils n'attendent pas, pour y renoncer, qu'un accident soit venu révéler leur impuissance.

CHAPITRE IX.

QUELQUES CONSEILS AUX CAVALIERS.

Ce chapitre, qui appartiendrait aussi bien à un ouvrage d'équitation pratique, trouve ici sa place cependant, car il touche par quelques points à l'hygiène spéciale des cavaliers.

Tout d'abord, il importe d'insister sur le choix d'une monture ; on consultera ses goûts, si l'on veut, on satisfera aux caprices de la mode, mais ce qu'il ne faut pas perdre de vue, c'est que nous conseillons l'exercice du cheval dans un but purement hygiénique et thérapeutique, et non pour sacrifier à la fantaisie et à la *pose;* aussi le modeste *canasson* pourra-t-il rendre, à notre point de vue, les mêmes services que le cheval d'un grand prix ; ce qu'il faudra lui demander, avant tout, c'est qu'il marche droit et franchement, qu'il soit solide sur ses jambes, qu'il ne soit ni peureux ni vicieux. Les luttes que le cavalier aurait à soutenir contre sa monture, en général, ne sauraient être pour lui d'aucun avantage, surtout s'il est inexpérimenté, et les chutes qui résulteraient de la victoire de l'animal pourraient avoir des conséquences assez graves ; aussi préférons-nous un cheval sage et patient, ce qui n'exclut pas les autres qualités. Quant aux conditions spéciales que doit remplir le cheval de selle, je les ai traitées tout au long dans un autre chapitre.

Le harnais mérite également quelque attention. La selle anglaise ou selle plate, est celle dont l'usage est le plus répandu aujourd'hui, et qui convient le mieux à notre mode d'équitation. Quelques cavaliers se servent de selles *en castriées*, ainsi nommées parce que les parties où reposent le siége, les cuisses et les genoux, sont recouvertes d'une peau rugueuse, qui donne la sensation de l'amadou, et fait corps avec le cuir lisse qui recouvre le reste de la selle. Ces sortes de selles, en augmentant l'adhérence du cavalier, assurent son assiette, mais en été, lorsque la chaleur provoque une sueur un peu abondante, les frottements durs qu'elles occasionnent peuvent déterminer de l'érythème douloureux sur les parties avec lesquelles elles sont en contact, et dans ce cas la selle lisse est préférable. On peut encore, pour obtenir plus de solidité avec la selle lisse, imiter la pratique de nos jockeys, qui passent une sangle sur la selle, de manière qu'elle corresponde à l'endroit des cuisses et des genoux.

Il pourrait être dangereux de mener avec un simple bridon des chevaux ardents ou qui ont la bouche dure ; dans ce cas le mors sagement employé aura beaucoup plus d'action. Je me suis souvent félicité avec ces animaux de l'emploi du mors avec filet indépendant : le mors brisé convient mieux à ceux qui ont la bouche tendre, parce qu'il ménage mieux leur susceptilité. Enfin, la martingale avec muserole permettra de mettre plus facilement en main les chevaux qui auront tendance à porter le nez au vent.

Il faudra éviter, lorsqu'on montera à cheval, les vêtements larges et flottants qui sont souverainement disgracieux, et qui font ressembler, pour nous servir de l'expression de M. J. Pellier, *à un oiseau qui cherche à s'envoler avec des ailes coupées* ; ils n'ont d'ailleurs aucun avantage, ne sauraient compenser l'aisance que donne un vêtement collant. La culotte de peau est bien certainement celle qui fait le mieux adhérer à la selle, mais à son défaut, le velours et la laine sont les étoffes qui conviennent le mieux. Les plis que font les pantalons de toile coupent la peau, lorsqu'elle est un peu échauffée ; aussi, je n'en conseillerai point l'usage. Il est bon de porter des sous-pieds, car la préoccupation d'un pantalon qui remonte détourne l'attention qui doit être concentrée sur le cheval, et le dérangement que cela occasionne, détruit l'assiette. Quant aux bottes, qui ont leur raison d'être en hiver, par les temps sales et pluvieux, elles sont complétement déplacées en été, et ceux qui en portent dans cette saison semblent vouloir affecter des airs d'écuyers.

Le cavalier ne doit jamais monter sans cravache, non pas qu'il doive absolument s'en servir, mais il peut se trouver dans des circonstances où il regretterait de n'en point avoir. Je n'en dirai point autant des éperons, qui, aux pieds d'un cavalier brutal ou inexpérimenté, sont comme *un rasoir entre les mains d'un singe.* Les cas dans lesquels on doit absolument en faire usage ne se présentent pas fréquemment, tandis qu'à chaque instant on est exposé à s'en servir intempestivement, et s'il est admis qu'un cavalier doit avoir au moins une paire d'éperons, il fera bien, souvent, de les laisser à la maison.

Pour retirer du cheval tous les avantages possibles, il audra varier les trois allures, mais aussi ménager le cheval, pour qu'il puisse fournir toute sa course : entremêlez le trot de quelque temps de pas pour vous reposer, vous et votre monture, et régalez-vous, si vous voulez, d'un temps de galop, pourvu qu'il soit court, et que vous laissiez souffler votre cheval après.

Je ne saurais vous conseiller d'aller à l'anglaise plutôt qu'à la française, cela dépend du but que vous vous proposez ; chacune de ces méthodes a ses avantages comme elles ont chacune leurs inconvénients. Si vous voulez faire un exercice forcé, si vous voulez amener une réaction violente, allez à la française, et choisissez de préférence un cheval dur et déplaçant ; si au contraire, vous ne voulez faire qu'un exercice modéré, si vous cherchez à ne déterminer qu'une simple activité fonctionnelle, allez à l'anglaise. Cette méthode, dans le principe, a été imaginée pour corriger la dureté du choc que font éprouver certains chevaux, mais elle n'a plus sa raison d'être avec ceux qui ne sont ni durs ni déplaçants. Elle semble cependant favoriser la vitesse en dégageant l'arrière-main, et paraît convenir aux chevaux qui ont les reins faibles. Quant aux dames, nous leur conseillerons d'adopter plus spécialement l'anglaise et de n'user de la française que dans des cas tout à fait exceptionnels.

Les promenades qui sont faites le matin sont les plus profitables ; cependant toute heure est bonne, si l'on en excepte celles où la chaleur est accablante, ou que l'inclémence du temps doit faire éviter.

Enfin, l'exercice du cheval dessèche la muqueuse buccale et excite la soif ; on n'est certes point condamnable pour la satisfaire, mais on se tiendra en garde contre les boissons glacées, car personne n'ignore qu'une congestion viscérale peut être la suite de l'ingestion d'un liquide trop froid, alors que la circulation est aussi active.

TABLE DES MATIERES.

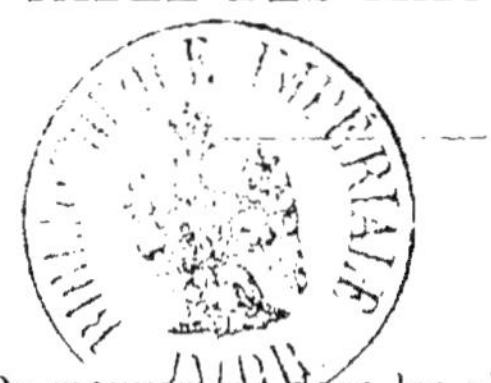

Paris. A. Parent, imprimeur de la Faculté de Médecine, rue M.-le-Prince, 31.

www.ingramcontent.com/pod-product-compliance
Lightning Source LLC
LaVergne TN
LVHW050056060726
842524LV00003B/803